平田式心療法

－熱鍼快療術－

平田内蔵吉 著

久 米 建 寿 編

たにぐち書店

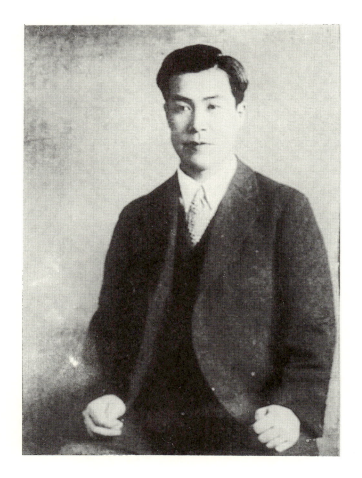

著　者

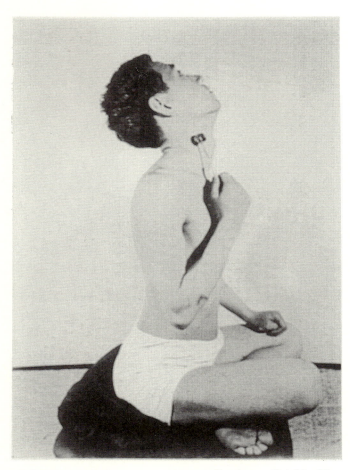

心療器は火を消しても、3分や5分は熱がある。首や顔、頭の心療には火を消して用いてよろしい。

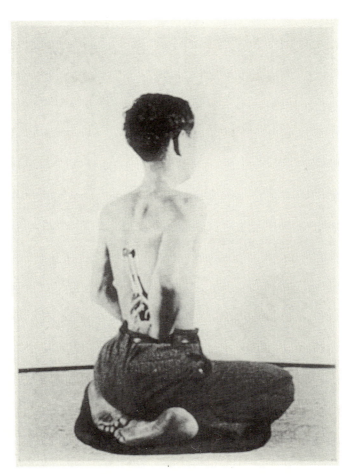

背のやり難いところも手を回してやればできる。
慢性病は国民各自で治せ。

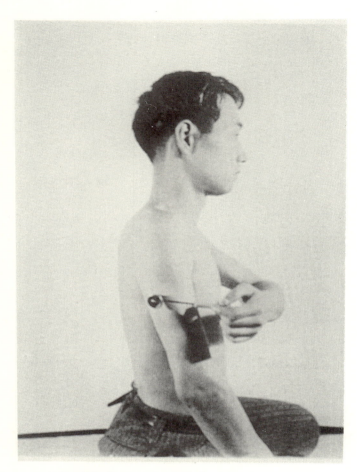

右手の神経痛やリウマチはもちろん左手でやれる。

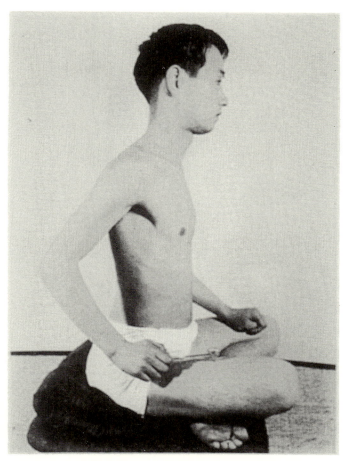

慢性の性病等は、躊躇なく自分で治せ。少し熱いくらいをがまんして、股の内側をどんどん心療せよ。

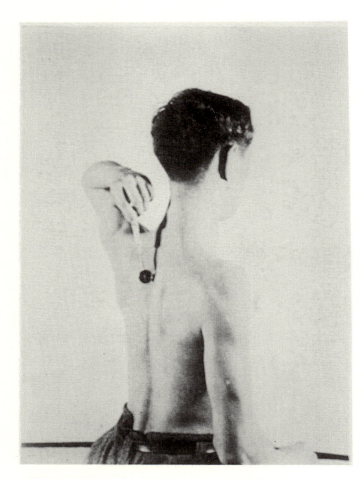

肺結核や肋膜炎の治った後、納った後に、体質を良くするためには心療せよ。胸よりも肩、背の方から段々とやっていけ。

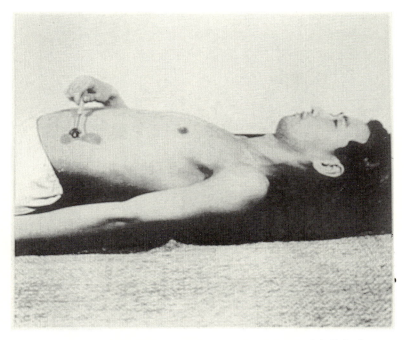

心療で一番大切なのは腹と腰である。弱小児などは大抵腹だけの心療でどんどん丈夫になる。ただし腹膜炎その他で腹に炎症がある時は、かえって手、足、首だけを心療する。

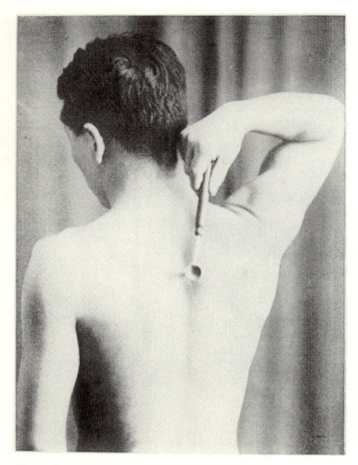

背でも自分一人でできる。もちろん家族にしてもらってもさしつかえない。

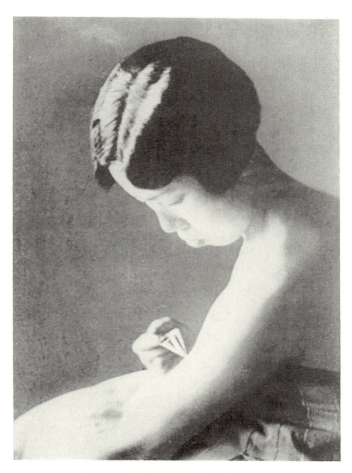

婦人でも神経痛等は自分で治せる。

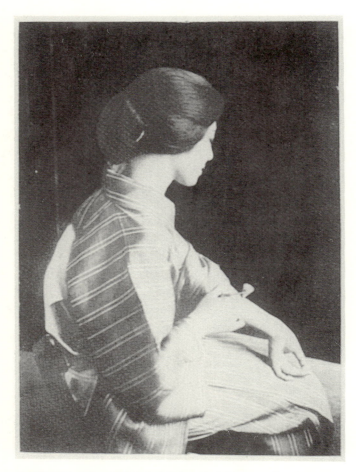

心療はどこでも、どんな方向にしても有効だが、特に有効な場所、刺激方向、時間、回数は本文方法の部に詳しい。

平田式心療法

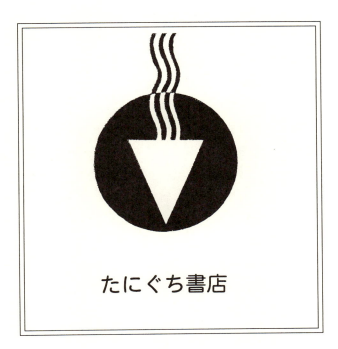

たにぐち書店

目　　次

解説　久米建寿‥‥‥‥‥‥‥‥‥‥‥‥‥‥‥‥‥‥‥‥‥‥‥5

序文　栗原　基‥‥‥‥‥‥‥‥‥‥‥‥‥‥‥‥‥‥‥‥‥‥17

凡例‥‥‥‥‥‥‥‥‥‥‥‥‥‥‥‥‥‥‥‥‥‥‥‥‥‥‥24

第1部　　原理と方法‥‥‥‥‥‥‥‥‥‥‥‥‥‥‥‥‥‥‥29

　第1篇　原理の解説‥‥‥‥‥‥‥‥‥‥‥‥‥‥‥‥‥‥29

　　第1章　血液に及ぼす効果‥‥‥‥‥‥‥‥‥‥‥‥‥30

　　第2章　血液循環に及ぼす効果‥‥‥‥‥‥‥‥‥‥‥60

　　第3章　神経系統からみた効果‥‥‥‥‥‥‥‥‥‥‥66

　　第4章　身体一般に関する効果‥‥‥‥‥‥‥‥‥‥‥85

　　　第1節　骨格と心療‥‥‥‥‥‥‥‥‥‥‥‥‥‥‥85

　　　第2節　筋肉と心療‥‥‥‥‥‥‥‥‥‥‥‥‥‥‥89

　　　第3節　呼吸器、循環器と心療‥‥‥‥‥‥‥‥‥93

　　　第4節　泌尿器、皮膚と心療‥‥‥‥‥‥‥‥‥101

　　　第5節　消化器（ならびに内分泌器官）と心療‥‥114

　　　第6節　感覚器と心療‥‥‥‥‥‥‥‥‥‥‥‥‥128

　　　第7節　その他種々の疾患に対して‥‥‥‥‥‥‥135

　　　　（イ）小児病に対する注意‥‥‥‥‥‥‥‥‥135

　　　　（ロ）神経系統の病気と心療‥‥‥‥‥‥‥‥137

　　　　（ハ）性病の根絶（特に婦人への福音）‥‥‥137

　　　　（ニ）婦人病に対する適用‥‥‥‥‥‥‥‥‥139

　　　　（ホ）産婦に対する応用‥‥‥‥‥‥‥‥‥‥141

　　第5章　心療の一般的効果‥‥‥‥‥‥‥‥‥‥‥‥142

　第2篇　刺激の部位と器械の使い方‥‥‥‥‥‥‥‥‥153

第1章　各種の病気に対する刺激の部位……………154

　　　平田の知覚過敏帯………………………154

　　　くれぐれも注意すべきこと……………155

　　　複雑な慢性病や全身的に弱い身体の心療部位…157

　　　各種疾患の心療部位……………………168

　　　　神経病・脳脊髄疾患…………………168

　　　　消化器疾患……………………………169

　　　　呼吸器疾患……………………………171

　　　　循環器疾患……………………………172

　　　　泌尿器疾患……………………………173

　　　　皮膚科疾患……………………………174

　　　　眼科疾患………………………………175

　　　　耳鼻咽喉科疾患………………………175

　　　　運動器疾患……………………………176

　　　　生殖器疾患……………………………176

　　　　産婦人科疾患…………………………177

　　　　小児科疾患……………………………178

第2章　器械の使い方……………………………180

　　　（イ）準備………………………………180

　　　（ロ）アルコールの入れ方と点火の仕方……181

　　　（ハ）器械の持ち方と皮膚への当て方…………182

　　　（ニ）種々の部分に対する器械の当て方…………183

　　　（ホ）刺激の移し方……………………186

第2部　心療の注意と実験録……………………187

　　（1）闘病の心理………………文学士　平田内蔵吉………188

　　（2）皇方医学としての心療…陸軍少将　野沢禎吾………216

目　次　3

（3）中心……………………文学博士　坪内逍遥………228

（4）心療の臨床実験…………医学士　馬場和光………229

（5）正直な告白…………音楽批評家　大沼魯夫………235

（6）祈りの療術…単純生活社主幹・文学士　瀧浦文彌………238

（7）民間療法を一丸として…医学博士　岡江久義………257

（8）一円相…………………一燈園　西田天香………259

（9）理想の療法…第三高等学校講師・文学士　栗原基………260

（10）お光と心療器……早稲田大学教授　中桐確太郎………265

（11）東洋医術への転向

　　　…………元第一高等学校教授・理学士　黒河龍三………266

（12）我が家の心療

　　　………元第三高等学校教授・文学士　佐藤秀堂………272

（13）中心………………………文学博士　小西重直………273

（14）簡単で特効ある新療法の発見

　　　…………………主婦の友社　関西特派記者………274

（15）何病にも効く…………元同志社理事　西山教充………281

（16）予防医術としての平田式心療法

　　　………………………理学士　下光太郎………282

第3部　日本医界の現状と国民医術の必要……………………285

　1.日本医療界の現状……………………………………286

　2.現代医学の根本的矛盾………………………………288

　3.現代医療の弱点に乗ずる迷信的治療………………290

　4.患者の最大弱点………………………………………295

　5.国民医術天真法との関係……………………………297

解説

復刊にあたって
―本書の世に出るまで―

久米建寿

戦後見直された平田の業績

　ついにというか、ようやくというか、ここに待つこと久しい平田内蔵吉著『平田式心療法―熱鍼快療術』の復刊が成った。

　春陽堂発行の初版刊行が昭和5年（1930年）7月なので、66年ぶり、本書の元になった昭和12年改訂版からでも59年目ということになる。

　平田氏著作の、戦後における復刻刊行は、昭和54年6月、エンタプライズ社からの『民間治療全集』全6巻が最初であり、以降、同社から『弁証法教典―中心生活法』『心療医典』とつづき、壮神社から『国民体育』と『国民医術天真法』（共に肥田春充氏との共著）、そして当たにぐち書店から昭和62年（1987）『正坐法』と『安臥法』が同時刊行された。つまり、既に7点12冊が復刻刊行されているわけであるが、平田内蔵吉氏の主著『平田式心療法―熱鍼快療術』は、氏の代表的業績―平田式療術の定番的成書でありながら、なぜか今日まで刊行が見送られていたのである。しかし、平田著作のちょっとした復刻ブームの中で、当然ながら平田式療術への関心が集まり、一般の間に、そのガイドブックなり入門書を要望する声が、かなり高まっていた。それに応えてまず著されたのが戦後東洋医学の最高権威の一人、間中喜雄博士の著『平田式（十二反応帯）熱針刺激療法』（医道の日本社刊）であり、昭和57年（1982）

解説　5

3月のことであった。平田式療術の専門書としてはもちろん、第三者による平田氏関係の著作としては復刻を除いて戦後初の公刊物となったのである。

間中喜雄氏（1911～1989）は昭和28年、研究論文「内臓体表反射内臓反射に関する臨床的研究（自律神経雑誌9巻）」のなかで、平田氏十二反応帯を裏付ける種々の臨床的観察を述べ、のち学位請求論文の一つとして京大医学部に提出、認められて医学博士となった。晩年は北里研究所附属東洋医学総合研究所客員部長であったが、博士は数ある著書の中で折りにふれて「平田氏（十二反応）帯」や平田学説を紹介するなど、平田氏没後の最もよき理解者、紹介者の一人であった。

なお、学位こそ間中博士に3年おくれたものの、平田氏直系の門下、七条晃正氏（1910～1975）も、戦後いちはやい昭和26年4月、東洋医学会において「平田氏十二反応帯の力感覚的解釈」を演述、その論文は同会の機関誌同年10月号に収載されるとともに、のち学位請求の副論文として提出され、昭和35年、医学博士の学位を取得している。しかし、七条氏は既に戦前の昭和13年、27歳にして『心療読本』を刊行しており、師・平田氏の在世中、門人の刊行した唯一の平田式療術の書として、出藍の誉となる素地は十分にあったのである。

本書の誕生まで

さて、平田内蔵吉氏が著した療術関係の書で最初のものは昭和3年（1928）、27歳の時の『純日本古医道の復活と合掌療法（日本灸）』と『温熱の歴史的研究』であるが、ともに自費出版の小冊子。いまだ京都府立医大在学中であった。ついで翌4年には2月か

ら年末まで大学を休学して陸軍幹部候補生として福知山連隊に入隊。その間の3月、口述著作『刺激器械（ライツェル）式心理療法学』が、同門の療術師、竹中玉治郎、宮田竹次共編として大阪から出版される。（ライツェル心理療法研究所刊）その序文に曰く、

　本書は本研究所顧問文学士平田内蔵吉先生の指導並に口述により、本研究所ライツェル心理療法の研究、又は講習を受けんとせらるる人々の為に余が編纂せるものである。願わくば本書を参考として器械的心理療法の実習につとめ、その真髄をきわめられんことを。

　本書の出版に就き、托鉢合掌会吉田孫兵衛氏並に大友印刷所主の義侠的御援助に対し、編者等は深く感謝するものである。

　　　昭和四年三月
　　　　ライツェル心理療法研究所長
　　　　　竹中玉治郎識

　とある。そして該書には実用新案や特許を取得した自ら考案の「温熱治療器」数種が紹介されている。

　軍隊生活を終え、昭和5年（1930）を迎えた平田氏は、同志、滝浦文弥氏の単純生活社（京都市下鴨）や一灯園・回光社（京都市山科区四ノ宮）において刺激心理療法の治療と研究、指導をつづける。そして3月、松田長兵衛氏の援助によって非売品ながら初めて平田式の文字を冠した『平田式心理療法』を発行する。（京都市岡崎東福ノ川の心療専門学院刊）A5判210頁。巻末付録として、1冊あたり42枚にもおよぶ「平田式心療・質問券」が付されている。本書中の疑問点の照会に応えるとともに「無料心理診査及治療券」としても使えるというのだから、いかにも平田氏らしい徹底した奉仕精神

解説　7

ぶりだ。同年、婦人雑誌として圧倒的な人気を誇っていた『主婦の友』7月号に、平田式療法が新治療法として紹介され（執筆者は大浦孝秋記者）、一大センセーションをまき起こす。同時に、大浦記者は平田氏に、新たな単行本の刊行を薦め、文芸出版の老舗・春陽堂の木村諭吉氏を紹介、ここに滝浦文弥氏との共著で、本書『平田式心療法―熱鍼快療術』は歴史的な刊行を見るのである（奥付によると7月11日印刷、7月15日発行）。「熱鍼快療術」の命名も大浦記者であった。版型は46判（新書版）、本文約340頁に口絵写真4枚と本文中に別刷図版5枚が入っている。定価は1円70銭。函入り厚表紙の美本で装幀は恩地孝四郎氏であるが、なによりも衆目を惹いたのは、外函の奥にさらにボール紙の函に収められた「平田式心療器一式」が、附録として付せられていたことである。心理学上の実験に用いられる温点感覚検査器を模した金属製の簡単なものであるが、同じく添付の石綿とピンセット、アルコール注入用スポイドとともに、アルコールさえあればこれだけで一応治療ができるわけで、書籍の常識を破る画期的なアイディアというか、大変な付加価値であり、一般の間に爆発的人気を呼んだのも故なしとしない。

　同書は発刊後わずか半月余り後の8月3日に、発行第30版を重ねているのだから、そのすさまじい売れ行きぶりがわかる。なお、発行者は春陽堂社長の和田利彦氏。春陽堂は社内に印刷所も備えており、その責任者、木村諭吉氏は同書の奥付で印刷者として名をつらねている。この木村氏は、同社において平田氏とその治療法の係りを担当。春陽堂において、平田氏の講演会や実習会に連絡係を務めたり、治療器の販売など何かと実務上の世話をしている。その頃、東京市日本橋通3丁目の春陽堂5階において、毎日（週日）午後1時より5時まで「平田式心療治療指導会」が平田氏によって行われ

8　解　説

ており、また毎月25日より５日間、午後６時半より同所で「平田式心療実習会」が催された。その頃、平田氏の本居は当然ながらまだ京都に在ったが、東京市本所区太平町２−２にも出張所を構え、春陽堂とともに"東都伝道"の拠点とした。つまり現実的な要請から平田氏の活動舞台が、東京へ移ってしまったわけであるが、いまひとつ、それを可能にしたというか、むしろそうせざるを得なかった大きい理由があったのである。

平田氏の運命を変えた本書

　『平田式心療法─熱鍼快療術』が一流出版社から刊行され、一躍ベストセラーとなって、全国的なブームを巻きおこしたことは、当然ながら平田氏が在学中の京都府立医科大学当局の知るところとなった。正統アカデミズムの医学を学ぶ身でありながら、東洋医学の価値を賞揚したり、民間的療術に従事するなど、医学生にあるまじき行為、といったような意味の譴責を受けたようである。それが具体的にどの程度のもので、どのような処分であったのか、平田氏はその点、何も書き残していないので詳しいことは分らないが、結果として、彼は進んで退学してしまう。彼が『平田式療法─熱鍼快療術』を出版した昭和５年７月は、まさに大学４年間の蛍雪功成る卒業予定時点でもあったのだ。後に、卒業まさに三日前だったという噂も出たほど、それは実に卒業寸前、突然の退学であった。

　決断に至るまでの彼の苦悩と葛藤、さらには家族や親族一同の愕きと嘆きはいかばかりであったろうか。播州赤穂に在った母・しづは夫亡きあと、ひたすら長男・内蔵吉が医師となって郷里に帰ってくることを待ちわびていた。親戚一同も、そのためにこそ、あらゆる援助を惜しまなかったのであったが……。家族や親族からはもと

より、先輩や朋友、知人たちにとっても、それは晴天の霹靂だった
にちがいない。周囲からの非難や攻撃は猛然と平田氏に浴びせられ
たことであろう。この辺りの経緯も、平田氏はいっさい書き残して
いないので、今となっては当時の詳しい事情やいきさつは知る由も
ない。

『平田式心療法』の出版は、かくして平田氏の一身上に一大転機を
もたらすとともに、人生の目標と方向を大きく変えさせることに
なった。それは思いもかけぬ運命の転回であり、彼は今更ながら運
命の妙機というか数奇さに心をひそめ、改めてそれを凝視し、省察
したようだ。その結果、彼は易学を中心に方位学や、家相、姓名学
など東洋的術数学を、生活心理学の立場から研究を進め、翌昭和6
年5月、『闘運術』を著し、世に問うた（春陽堂刊）。これはいわ
ゆる運命学に科学的検証を施したわが国最初の書といっても差し支
えなく、この分野での記念碑的述作であろう。転んでも只では起き
ないといった平田氏の執念というか、心意気が感じられる。

平田氏（十二反応）帯の創唱へ

『闘運術』の上梓から半年遡る昭和5年12月には、月刊誌『いのち
の科学』を自らの編集で春陽堂から刊行開始、併せて『心療図解』
（B6判444頁）を同じく春陽堂から発行する。これは『平田式心療
法』の姉妹篇で、――前者が心療の医学的原理及び心療器の使い
方、心療の一般的方法及実験例に力を注いだのに対して、之は予約
せる『心療原理』の意味をこめて、心理学的原理の一班を述べ、合
わせて、治療学的研究と、生物電気学的研究の一部を述べ、又多数
の図解と写真により、心療の特殊技術と各種疾患に対する個別的応
用の範を示し、実習を要せずして、心療の真義を会得しうるように

10　解説

したものである。且つ、心療における心理学的診断法を精密に伝え、加うるに古来の経絡とその解説をもってした。その他ヘッド氏の知覚過敏図、脊髄の反射診断図、筋肉の反射刺激点図等参考となるものは尽く収め宛も民間療法の宝典の如きものに近くなった。（凡例より）——また——東京美術学校、芸用解剖学教授西田正秋氏の努力によって新経絡の図が完成した事は只に著者の喜びのみならず、全国10万の鍼灸師諸君、及鍼灸に興味を持たれる医学者諸君も喜んで下さる事と信ずる。（同）——というとおり、別冊付録として「心療経絡図譜」（19枚）を付しているが、これは、10年後、代田文誌氏の著書にも採り入れられたことでもわかるように、鍼灸界にも大いに貢献する図譜となった。この書ならびに翌年早々の『心療医典』（A5版460頁、木村書房刊）をはじめ、『闘運術』そして同年から昭和8年にかけて刊行される『民間治療全集』（全6巻3000頁）等々すべて「もはや民間療術家として進む他に道がないので、決死の勢で民間療法の研究と東西医学の比較研究に没頭」（平田氏）した結果にほかならない。そして、その勢いは止まるところを知らず、昭和7年には、早くもいわゆる「平田氏（十二反応）帯」を発見、創唱するのである。（S7年10月『弁証法教典—中心生活法』に初出）

『平田式心療法』の改訂

　平田氏（十二反応）帯を取り入れる形で、氏が『平田式心療法—熱鍼快療術』の改訂版を出すのは、初版刊行から4年5ヵ月後の昭和9年（1934）12月であった。装幀を変え「増補新版」と銘うつと同時に、注目すべきは、初版時の共著者・滝浦文弥氏の名前が消え「平田内蔵吉」単独の著者表示となっていることだ。口絵写真（4

葉）をさし変えているほか、初版の第一部第三章「他の療法との関係」（全11節）15頁分を削除、さらに第二部が、初版では「実話と注意」（第一篇・心療の由来と応験—12話、第二篇・心療の実施上の注意—5節）となっていた（100頁分）のを「心療の注意と実験録」と変え、自ら執筆の「闘病の心理」とともに知名士14氏の体験談や推奨文、題字等（139頁分）にさし変えている。14氏のうち初版時の文章を残したのは、大沼魯夫氏と佐藤秀堂氏の文のみであり、重出するものの、文章を変えているのが、大浦孝秋氏（主婦之友社・関西特派記者として掲出）と西山教充氏のものである。頁立ても弟一部（213頁）と第二部（139頁）をそれぞれ独立させた。（初版本は通し頁）

　しかし改訂の中心はやはり第一部中の第二篇「刺激の部位と器械の使い方」第一章「各種の病気に対する刺激の部位」の部分であり、4年余にわたる新たな研究と豊富な治験の成果をとり入れ、図版を入れ換えるとともに、写真を数多く挿入、面目を一新させている。

　なお、この改訂時点までに、初版本は何版を重ねたのか、確かな記録がないのではっきりとは分からないが、初版刊行より10ヵ月目の昭和6年5月の時点で、50版を超えたことが記載されているので、おそらく100版は優に超えただろうと推察される。なお、この改訂増補版、増補とはいうものの総頁数にすれば16頁ほどの増加に止まっている。

　そして、いよいよ本書の原本となった第二次改訂版の登場である。第一次改訂版より2年9か月後の昭和12年8月5日、「国民医術」の文字を冠した『平田式心療法』が装幀も新たに刊行された。今度も第二篇に、より一層抜本的な改訂を施し、心療の刺激部位を

すべて平田氏（十二反応）帯を中心としたものに統一、明快な図解で示している。平田氏帯を応用した治療法の記述としては最も平易で懇切を極め、本書でお分かりのように初心者向きないし一般大衆向きとしては恰好のものになったといえよう。第二部においても昭和9年版を踏襲している上に、理学士・下光太郎氏の「予防医術としての平田式心療法」を追加したので知名士全15氏となった。さらに新たに第二部を設け、平田氏自ら「日本医学の現状と国民医術の必要」なる論文を追加、総頁数にして前改訂版より27頁分増加の401頁となっている。

　「国民医術」の名辞を冠したのは、肥田春充氏との共著『国民体育』ならびに『国民医術天真法』とともに三部作を構成させる考えからであった。

　なお、定価は第一次、第二次改訂版とも1円80銭になっている。また奥付では印刷者が第一次改訂では「木呂子斗鬼次」に、第二次改訂版は「和田英雄」に変わっている以外、変化はない。

本書の復刊にあたって

　今回の復刊に当たっては躊躇なく最後の昭和12年改訂版を原本とした。写真版による復刻出版でも一向に差し支えなかったわけで、その方が勿論、労が少なく手っとり早いわけであるが、たにぐち書店は敢えて現代人に読みやすいように判型を改め新組製版による再刊という困難な道を選んだ。たにぐち書店精一杯の意気込みというか良心を示したものといえよう。再刊に当たり注意した点は旧漢字、旧仮名遣いを現代のものに改めたのはもとより、文語調に類した言い回しも現代風に変え、さらに医学上の術語―生理、解剖、病理学上の用語もできる限り現代医学通用のものに改めた。但し古い

解　説　13

術語や用語であっても今日でも使われたり併用されているものは、そのまま残したものもある。差別用語とされるものも別表現に換えた。また古語の引用などで編者の読解、理解を越えるものも原本のままとした。また原本本文の総ルビは現代にあっては却って煩雑で読みにくくするので、極めて難読と思われる漢字にのみ読み仮名を付した。

　なお、詩人であり文章家でもあった帝大出・文学士・平田氏の格調高い行文を、やさしい口語の現代文に、一部翻訳といっていいほどに書き改めた点では、すでに先例があり、前述の間中喜雄博士が『平田式熱針刺激療法』（昭和57年）中の引用文においてそれを試みている。本書はそれに比べれば、かなり原文に即して忠実ではあるが、一応それにつづくものと言っていいかもしれない。泉下にある著者の霊に対しては、いささかうしろめたい気がしないでもないが、半世紀をはるかに超える時代の隔たりと世代の変遷を思えば、やむを得ない措置としてお許しいただけるのではないかと思う。

　以上、『平田式心療法―熱鍼快療術』の初版発刊までの経緯から本書の原本たる最終改訂版刊行にいたる過程を、著者・平田内蔵吉氏の生涯と業績のなかで跡づけてみた。紙数の関係で、時代背景にまでは説き及べなかったが、それらを含め、著者・平田氏の経歴や人となり、また生涯における数々の輝かしい業績とその時代的、社会的な意義、影響等については本書に先んじて、平田氏没後50年記念として当たにぐち書店から昨年刊行された拙著『東洋医学の革命児―平田内蔵吉の生涯と思想・詩』をご参照いただければと思う。

　なお本書巻頭にある栗原基氏の序文ならびに著者・平田氏の凡例（まえがき）は、初版にある末尾の部分が、なぜか第一次改訂版以降、削除されている。しかし、この部分は本書誕生の原点を示して

おり、資料的にも貴重なものと思われるので、ここに記念のため敢えて復元し、次に掲げてみたい。読者は本書本文の序文につづき以下の文章をおぎなって読んでいただき、66年前の本書誕生の場面を偲んでいただきたいと思う。まず栗原氏の文－

……一日、春陽堂の木村諭吉氏は編輯上の用務を帯びて私の宅を訪れました。其の時私は不在中であったので、氏は曩に平田氏が著した心療に関する書を開いて私の帰りを待って居りました。機を見るに敏なる木村氏は早速其の書に興味を感じたと見え、私を促して平田氏を訪問することになりました。氏は先ず不眠症の治療を受けた後、早速心療法の書物を出版したき希望を述べました。偶々滝浦氏も其場に来合わせたので、四人で相談の上、これに著手することに決定しました。それから平田氏は数日間不眠不休で、一気にして本書の第一部を書き下ろし、滝浦氏も亦これに劣らず奮闘努力して、第二部を終わりました。かくして原稿は心療の効果の神速なるにも擬すべきスピードを以て出来上がったのです。そして私は、上京の機を利用して、これを春陽堂に持参しました。私は此意義ある著作の上梓に対して、図らずも産婆役を努めることになったのは、衷心からの歓喜であり、感謝です。一方、『主婦之友』社長石川武美、並びに同社員大浦孝秋の両氏は此治療法に絶大の賛意を表し、其紙上に明快適切なる説明を試みて、普ねくこれを世間に紹介し、また此著作のため隔意なき助力を惜しまれなかったのは、深く多とする所であります。此著作が将来如何なる美果を社会に、家庭に、はた人の心に結ぶかは、私のひたすら厚き信念を以て待望するところです。

解説　15

次に著者・平田内蔵吉氏の文―

　本書は第一部に於いて以上のような心療の効果の学理的説明を、精密に、生理解剖及び一般疾患の常識を申し述べ乍ら、誰にも分かるように述べ、又図解でもって詳しく各種の病気に対する刺激の仕方や部位を示し、第二部では多数の実験記録をのせました。且、種々なる治療法の原理にもふれておきましたから、只に一般家庭の方々のみならず、民間治療家や、医師の方々に迄御参考になると存じます。更に器械迄一個ついていますから、何卒読者は即時御実験下さい。（本書の第一部は平田此を記し、第二部は瀧浦がまとめました。）

　尚本書の出版には春陽堂の和田氏、木村諭吉氏、三高の栗原教授、春陽堂の清水氏、林氏、また亀谷氏の犠牲的努力を感謝せねばなりません。主婦の友社の石川社長、大浦氏の努力も亦忘れる事が出来ません。

　而して主婦の友七月号に一度心療の記事が発表されるや異常なセンセーションを引き起こしまして、著者の所には遠く東京、広島、名古屋、岐阜、神戸、大阪から病者が多数訪問されて、皆大変喜んで帰られました。

　中でも丹波からはるばる来られた婦人は長らくの喉頭結核でしたが只一回の施術で声が出だし、五回で全快され、泣いて喜ばれました。又雑誌の記事丈で自宅で試みて、長年の父の神経痛が、僅か七回の自療で癒えたという感謝の報告なども来ています。その他毎日数十通の御問合せがきて到底お答が出来ないのです。これらの方々には本書によって始めて安心して心療をして頂けると信じます。

　尚最後にこの心療を生んで下さった原動力であった一燈園の方が、遂に積極的に、この療法を托鉢生活の一分野として御受け入れ下されようとしている事は何よりの感謝であります。（1930,7,3）

序

　今日、何か病気にかかった経験のある人ならば、だれしも同様に感じることがある。それは、お医者に診察してもらってお金を払う、しかもその割に病気が治らないと言うことである。それでなくても生活に脅かされているのに、その上病気になっては二重にも三重にも、人生の重荷を背負うのであるから、到底浮かぶ瀬がない。いわんや一家の主人として家計を支える者が病床に臥したら、家族はどうして暮していけるだろう。かろうじて生存線を上下しているような一家に、飢えた狼と一緒に病魔が襲ってきたらどうだろう。一日一家の生活費は、どうにかしのいでいけても、一人が病気になれば、お医者に払う診察料、治療費、薬価は桁違いに高い。実に容易ならない費用である。しかもなかなか病気は治らない。病気の治らないうちに、なけなしの金は早くもマイナスとなり、家族はやがて病気以上に悲惨なドン底に沈んでしまうかもしれない。こうして、真剣に働いている無産者や、働く仕事すらない失業者に対する経済苦は、いろいろな形式を取って、ますます激しく脅迫してくる。

　一方、有産有閑階級以上の人は、もろもろの人生の恩沢に浴していても、病気に対する抵抗力のない点においてはあえて異なるところはない。彼らの中には、その物質的所有を乱用し毒化すらしている者も少なくないが、このためにかえって種々な悪性の病気を誘致して、半生を苦悶の中に送る。単なる経済苦なら金銭によってこれ

序　17

を償うこともできるだろう。しかし、死生、病苦の問題は古来厳として人の力をもって何とも解決できない大きな謎となっている。しかし、命は天にあるとしても、病気だけは退治し得るなら、これを退治して無病息災で暮したいと願うのは、誠に至当な要求である。それゆえに、これがために万金を費やして天下の名医を迎えて、病気を治してもらおうと八方手を尽くす。しかも、金銭の力はここに明らかに無能なことを示す。このように貧富の別なく、社会一般にこの横暴極まれる病気に悩まされて、どうにもこれに対するよい手段がない。

　医者はどうしてあんなに金を要求するか。今日の社会の構成ではやむを得ない理由もあるだろう。それはしばらく問題外において、ただ、どうして病気が思うように治らないのだろう。これはなかなか重大な問題である。近代科学の進歩は、実に素晴らしいもので、中でも特に医学の発達は驚くべきものだといわれている。人間の形態はその光明に照らされてほとんど余蘊なく解決された。しかしながら、この絢爛目を奪う近世医学も、治療術としては、まだ甚だしく遺憾であり、不完全であることを表白する者は実に医学者その人である。空前の美観を呈している解剖学、生理学、病理学の知識を尽くしても、畢竟するにこれ治療なき医学のバベルの塔にすぎないと見るのも過言ではない。治療、服薬、食養の粋を傾けても治らない病気はしかたがないとしても、治ってもよさそうな病気まで、容易に克服されずに跳梁跋扈しているのは、どうしたことであろうという疑問は、次第に医者を悩ますようになった。

　これに対して謙遜にして聡明な医学者は、これは近世医学があまりに人間の身体を部分的に観察し、これを統一体として取り扱わなかったためであることに気が付いたようである。特に西洋医学に

18　序

あっては、分析・解剖に重きを置き、諸々の内臓機関および局部的器官の故障や変化などを検討しても、身体が統一ある一個体として、連鎖関係を有する生物態であることに十分の注意を払わない。現に最近ドイツに勃興した形態心理学のようなものも、この新しい傾向を暗示しているものと見られる。この点においては、かえってこれまでややもすれば学者の顧みるところとならなかった東洋医学の方が、なんらかの長所を持っているではないかということに気が付き始めた。そして今や医学上に一大転向さえ起こるではないかと感じられているほどである。新しい科学の光明を心身一如の妙楔<ruby>妙<rt>みょう</rt>楔<rt>けい</rt></ruby>まで浸透させて、人生の福祉に大きな将来の進展を見るに至ることを願うのも、あえて痴人夢を説くものとのみ考えるべきではない。

　近ごろ、わが国において一つの興味ある現象を認める。それは種々様々な治療法が破竹の勢いをもって民間に流布されていることである。これは一つには在来の医学に対する反抗運動と見られ、一つには経済苦から脱離しようとする努力であると解される。一々ここにその名を挙げるには煩に堪えないが、これを要するに、医学に対する東洋的意識の覚醒ということが、全体に一貫しているように考えられる。数ある中には、いかがわしいものもあるだろうが、いずれも身体を一つの統一体として見ていること、治療者と受療者との間に精神的融合のあることの二つは、極めて注意すべきことである。これは決して新しい発明でないまでも、著しく意識的になってきたのは面白い。つまり、これは単なる科学的知識の応用ではなく、微妙な精神作用の働き、同情同感の相対関係、心身統一の相互保存などの現われと見るべきものである。

　なお、このように燎原の火のような勢いをもって普及しつつある民間療法において、注意すべきことは、治療者がいつも自己の体験

によって得たものを受療者に施しつつあることである。これは科学以上に科学的であって、いかにも貴重な要素といわなければならない。もしこれに加えてさらに、自分の身をつまんで人の痛さを察し、沛然として起こる同情の念慮から同胞兄弟を治してやりたいという菩提心を発揮するに至れば、これは人の真心の美しい発露である。既に体験を心に包蔵し、これから発して人の病気に向かったならば、必ずやその真情、その至誠が凝って一大奇跡を演出し得ないとは断じがたいことであろう。いわんや非凡な威力を有するものがこのような純真な精神的態度に出ると、荒野は花咲き、春風駘蕩の気が社会にみなぎることも期して待つべきであろう。

　時に、ここに『仁術の発明者』が現われた。平田内蔵吉氏こそその人である。氏は京都帝大の文学部で心理学を研究し、さらに府立医科大学で医学を専攻した青年学徒である。氏は学究生活で『真』を探究するかたわら、人生の要諦を信仰生活と奉仕生活とに見出し、あるいは托鉢を志し、あるいは『生活研究』と題する個人雑誌を経営したこともある。偶然母君の病気が機縁となり、氏独特の治療法を発見し、これを心療法と名付けた。そして奉仕的にこれをあまねく病者に施すことにした。その方法は簡易、その治療は的確、その効果は迅速、真に驚くべきものである。その方法は熱鍼をもって身体の特定の部位を刺激し、これによって電位の変換を起こして、患部を治療するのである。そして、これは人体生理の大綱に通じ病気の何たるかを知り、『心療法』の使用法さえ心得れば、何人でも極めて容易に自己または他人の病気を治すことができる。方法が簡易で何人でも容易にできることになれば、価値のないもののように思う人もあるかも知れない。価値判断は人の自由に任せておく。しかも、このような簡単便利な方法で、年来の難病が続々と

治っていく成績を見たならば、一切の理屈も直ちに雲散霧消してしまうだろう。そしてこれを心療法と命名する所以は、本書で詳論しているので、あえてここに贅言を加えない。

今仮にこれまで平田氏およびその同志たちが、その心療法によって治療した病名を挙げてみよう。肋膜炎、肺尖カタル、肺病、心臓病、狭心症、胃腸病、胃痙攣、胃潰瘍、胃癌、腹膜炎、肝臓病、盲腸炎、腎臓病、遊走腎、膀胱炎、子宮癌、子宮後屈、卵巣膿腫、子宮出血、月経時の腹痛、痔、神経衰弱、不眠症、性病、神経痛、筋炎、関節炎、骨膜炎、胆石痛、リウマチ、動脈硬化症、脚気、脳貧血、バセドー病、中風、喘息、難聴、蓄膿症、耳下腺炎、中耳炎、瘰癧、脊髄カリエス、丹毒、風邪、百日咳、癲癇、歯痛、瘤、たむしなど。これらの病気は平田氏母堂、松田夫人、滝浦氏を始め、約十人の同志が僅々一・二年間に治療した成績である。そしてこれらの同志諸氏は名医でも名人でもない。各自、体験を基礎として、合掌礼拝の態度をもって病者に接したに過ぎない。これによって見ると、心療法こそは、実に民間療法として、最も適切簡明なものであることがわかる。これこそ仁術をもって、社会革新に一大狼煙を挙げんとするものである。

このようにいう私も年来虚弱のため、種々な健康法をわたり歩いてきたが、最近この平田式の心療法によって、健康上著しい進境を見たものである。私は数年前から、のぼせ性のため、頭部に頭垢がついて小さな腫物を醸し、これがなかなか治らないで困っていたが、ひとたび心療法を用いると四週間もたたないうちにきれいに治ってしまった。また腰椎に副脱臼があり、どちらが原因か結果かはわからないが、これまで胃腸に故障が多かったのに、やはりこの療法を脊髄に加えてから副脱臼は次第に回復し、胃腸も次第に健全

序　21

になった。妻も同様、胃腸が弱いので困っていたが、この療法を施してから、漸次に健康を回復して大いに喜んでいる。この調子で家庭から全く病気を駆逐し、一同揃って息災で、勇んで自分の使命を果たしていけたら、どんなに幸福だろうと思っている。

1930年6月7日 京都吉田河原にて

栗原　基

この小著を至純至誠の魂に捧ぐ　　著　者
昭和12年 5 月31日

凡例

　この療法は私たちの発明でもなければ、発見でもない。数千年来行なわれた鍼灸の秘義を、現代科学の立場から改良し、器械化し、且つその原理を科学的に闡明し、さらに他の治療との関係をできるだけ調和的にしただけである。

　万一、少しでも世の人々のためになる点があるとするならば、それはいろいろな学説をできるだけ調べ、一々それを実験に照らして、調和総合して、且つだれにでも分かるように、まただれにでもできるようにした点だけである。また、この秘法を医師法や、鍼灸師取締規則に絶対に触れないで、だれでも行ない得るよう開放した点にあるのみである。

　器械についても同様である。これを私たちが発明したのではない。ただ従来あった実験心理学の器械を治療に応用したのみである。しかし、万一、私たちに功ありとすれば、それをあくまでも実験心理学的な立場を取り入れて研究した点のみである。

　また、治療の伝播についても私たちには何の功もない。遠くは一燈園同人の托鉢、近くは栗原氏のご好意、松田氏などの熱心によって拡がっていったのである。もし私たちにこの点でも役立った点があるならば、それはただ最初から、奉仕的にのみ続けてきた点にある。また、今後も奉仕的、宗教的に行いたいという念願のみである。

研究についても同様である。ことごとく先輩の貴重な研究業績に
教えられているのである。私たちはただそれをできるだけ調和統一
し、啓蒙的に説明しようと心掛けただけである。

〇

　平田式心療法は平田式心療器で皮膚を刺激して疾病を治療するの
である。心療器で刺激すると、電気を通じないで体内に神経の電位
変換を起こし、また灸のように熱い苦しい、いやな思いをすること
なく、しかも灸以上の強熱刺激を与え、鍼のように筋肉に深くさし
こまずに、しかも痛快な感覚を覚醒する。また、太陽光線のような
漠然とした刺激でなく、ラジウムやエックス線以上の深部透徹力を
神経伝導によってなし得るばかりでなく、薬物注射のような副作用
のない刺激が、直ちに病患部に作用して治療的効果を挙げるのであ
る（このことは後藤医学博士などの証明による）。
　この療法は心理的に、強熱痛快の刺激により、疾病の感覚と感情
を一挙に弁覆する心理的効果に加えて、最も強い皮膚刺激すなわち
熱痛刺激によって、身体に神経の電位変換を起こすことがまたその
目的の一である。それによって疾病のための疼痛は即座に消え、熱
は引き、毒があれば排泄され、黴菌があれば白血球の増加によって
絶滅され、鬱血充血はともに散じ、麻痺があれば覚醒されるという
ことで、疾病は根本的にまた自然に治るのである。（灸のために身
体組織に火傷が生じると、そこに火傷産物ができ、それが吸収され
て薬をつくり白血球、赤血球、凝集素の増加を来し、補体量を増
し、調理素の作用を強め、またその他の抗体を作って疾病治療の働
きをなすということは、学者の研究により明らかにされていること

凡例　25

で、鍼灸を合わせた働きをする心療にはこの種の効果が鍼灸に倍してあるのである。このことは青地、原、時枝、藤井、各医学博士などによって証明された）

　また内臓に病変があると、皮膚のどこかに知覚の変化を来し、かつその付近の筋肉に緊張感または疼痛や攣縮を起こしがちである。（すなわち知覚過敏帯が生じる）かつ、筋肉の変化などは逆に内臓に反射作用を及ぼして、一層内臓異常を甚だしくするということになるから、皮膚の知覚異常を呈した場所から心療刺激を加えると、内外両面の病的作用をなくすという結果になるのである。

　しかもこの治療のための器械の用法は簡単である。まず、心療器にアルコールをしめした少量の石綿（ないときはもぐさでも脱脂綿でもよい）を挿入して点火し、やや熱くなった時、器の先端で連続的に皮膚の過敏部を一帯に刺激する。刺激の方法は、年令、疾病の程度によって加減する要があるが、いずれにしても心療の生命は強熱刺激にあるので、疾病の征服、完全な健康の回復を目指して治療を受けるのなら、強熱刺激の快感は一層増し加わるのである。

　どこを刺激するかは本書の刺激部位の図を見て下さい。

　刺激の回数、程度などについては１日に１、２ないし３回、１回100点から5、600点くらいを限度とする。ただし衰弱の甚だしい時は軽く少なく、漸次慣れ強くなるに従い刺激点を増やす。

　小児は敏感なので、わずかの刺激でも効果は驚くほど顕著である。小児でなくともこの療法を深く信じる人ほど治癒は速やかである。

　しかし、性急であってはならないことはいうまでもない。そして、この病にもあの病にもと一度に同じ人に幾部位も刺激するとかえって効果を減殺するおそれがある。なるべく１回１部位でやめる

のがよい。

　呼吸器病のような発熱のある時は、発熱前に施術すること。

　自分でやったり、家族にやってもらったりする時は、とかく手加減したり、我がままを言ったりして十分効果が上がらず、他人にやってもらうようにはいかない。だから自分でする時は病気によってはそのつもりで十分に刺激すべきである。

　自然治癒を重んじる本療法を施術した結果、嘔吐、下痢、たん、咳、涙、汗、垢、小便の異常排泄等の普通病的現象と見られるような現象が、一時増進的に現われる場合が多いだろう。それは病気が治りつつある証拠である。

　次にこの療法の効果著大なことは疑いないが、万一薄弱と思われる場合があったら、それは次のような原因による。

１.不養生（心身の）のため。すなわち

　　呼吸器病などでむやみに気をもみ心配するため。

　　治療をしながら飲食などの節制をしないため。

２.診断が不十分なため。

　　刺激場所は大体別図でわかるが、それをやって効果が見えないという場合は知覚過敏帯（熱くて気持ちのいいところ）の最もよく現われている場所を新たに精密に捜し求めて、そこを刺激しなくてはいけない。

　その他の注意としては施術直後に入浴すると多少ヒリヒリするので、数時間あとにして下さい。しかしいつ入浴しても害になることはない。

　この治療と同時に服薬する時は、刺激がこみ合って治療の効果を減殺するので、服薬はなるたけなら和漢薬のほかは控えることを希望する。忌憚なく言えば、それほどこの療法を信じて下されば、そ

れだけ治癒が迅速である。

　しかし、この療法は決して他の療法を非難したり、排斥するものではない。ことに外科的操作が必要であるというような場合は、当然、併せ施されるべきである。また、現代の医学の進歩を十分尊び、これと衝突する点はない。

　この療法はわずか数年間にたくさんの立派な成績を挙げている。どうか十分な信用をおいて、すべての疾病故障に実行して下さい。着々驚くべき効果を見ることを断言する。ことに予防医術、慢性病治療術としてこれ以上のものはない。

東京市牛込区若松町72 大東盟舎にて

著　　者

第1部　原理と方法

第1篇　原理の解説

第1章　血液に及ぼす効果

　われわれの身体をめぐっている赤い血液は、身体のいたるところ
をめぐっている。歯の内にもやはり血が巡っている。この血を顕微
鏡でのぞいて見ると、重なりあってビスケットのような形をしたも
のがたくさんある。それが赤血球というものである。赤い色をして
いる。血が赤いのは赤血球のためである。この赤血球のほかに色の
ない、丸いものがポツポツとある。これが白血球である。血はこの
赤血球と白血球とそのほかに赤血球よりも一つ小さな血小板という
小体がうすい黄色をした水の中に浮いているのである。

　さて、われわれの血はバッタや平家ガニなどのように、白い血や
青い血でなくて、真っ赤な血を持っているのは、赤血球があるから
で、そして赤血球の赤いのは、それにヘモグロビンというものがあ
るからである。ヘモグロビンは鉄を含んでいる。鉄のさびは赤い。

　血液はなめてみるとちょっとからいような味がする。また血生臭
いにおいがする。これは血液のうちにわずかばかり揮発性の脂肪油
を含んでいるためである。牛肉などの味にはこの血液のにおいが関
係しているそうである。

　また、血液はややアルカリ性の反応を呈するようにいわれている
が、血管中にあるままの自然の血液はごくちょっとアルカリ性があ
るか、またはほとんど中性であるといわれている。

　そしてその比重は、男女、年齢、身体の局部、食物摂取の分量な

30　血液に及ぼす効果

どによって異なる。渇をおぼえる時とか、汗をどんどん出した時とか、下痢した時などは増加するが、一時にたくさん水を飲んだりするとしばらくその比重が減るという。男では大抵1.057ないし1.066の比重である。女の方では1.053ないし1.061くらいの比重である。

さてこの血液が身体を切ったりついたりしたために、血管の外に流れ出た時はどうなるかというと、2分ないし13分（平均6、7分）経つと、凝り固まって寒天のようなものになる。その実験をするため、われわれの血液をコップの中に入れておくと、コップの底に富士山型の赤い凝固物ができる。これが血餅である。この凝結した塊はしばらくすると段々萎縮して、その上層には琥珀色の澄み切った液が出てくる。これが血清である。

次のものは血球を顕微鏡で見た図である。

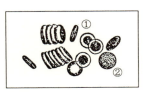

血球（拡大）
　①赤血球
　②白血球
赤血球の大きさ直径約1000分の8mm、1mm^{3}の血液中約500万個を含んでいる。
1mm^{3}の血液中の白血球の数は空腹の時で5000〜6000位といわれます。（赤血球833〜1000について白血球1つの割である）

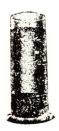

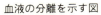
血液の分離を示す図
　（血漿水と赤血球、白血球、血小板とに分離したもの）

血液に及ぼす効果　31

血液の凝固を示す図
①血液が凝固して血清と血餅とを生じた状
②血餅の檢鏡図
　イ．繊維素
　ロ．血球
血餅＝血球＋繊維素
血清＝血漿－繊維素原
人が死ねば血液は血管内でも凝固する。

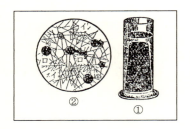

①は白血球が血管の外に遊出する有様を示したもの。
②は白血球が細菌を食う順序を示したもの。膿は細菌
　を食って死滅した白血球である。血小板（赤血球に
　似てそれより小さい無色の小体）は血液凝固作用を
　持っている。

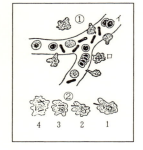

　次に血餅を顕微鏡で見てみよう。すると赤血球、白血球、血小板と、これに網のようにまといついている細い糸のような繊維素というものが見える。

　これで血液の成分がだんだん分かってきたが、今度は血液を血管から直接に容器の中に流し出して、直ちにガラス棒でもって撹拌して実験してみる。すると、しばらくすると繊維素は弾力性の糸のようなものになって棒にひっついてくる。これを取り去ってしまうと、あとには血清と有形成分だけが残る。そして二度と固まることはない。（血液分離図参照）

以上を要約すると、血液は次のような成分からなっていることになる。

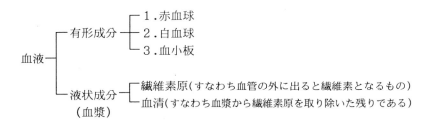

　さて、この血液は一体普通の身体にどれほどあるかというと、約体重の13分の1、あるいは18分の1といわれている。大体2升（3.6リットル）余りはあるわけである。この2升余りの血はランケという人の説によると、安静時には血液の全量の4分の1は心臓と大きな動脈の中にあり、4分の1は肝臓に、4分の1は筋肉に、4分の1はその他の器官にあるといわれている。
　次に先にちょっと述べた赤血球のことをもっと詳しく調べてみよう。この赤血球は水分68％と乾燥性の物質32％からできていて、この乾燥性の物質というのがさきに述べたヘモグロビン（血色素、または血紅素と訳す）と基礎質からできている。基礎質とうのは主に赤血球の膜をつくっている。
　またヘモグロビンは、乾燥性物質のうちの87〜95％を占めているのだから、結局赤血球の3分の1はヘモグロビンなのである。このヘモグロビンは、自分よりも酸素の多いところにいくと、すぐさま酸素と結びつき、また自分より酸素の少ないところではすぐこれを手放す性質があるから、血液が肺臓を流れるときは、鼻から入った

血液に及ぼす効果　33

空気のうちの酸素と結合して、その時、熱を発し、またその結合した酸素を全身に運ぶ役目をする。同時にヘモグロビンは炭酸ガスとも、それが多いところで結びつき、少ないところで捨てる性があって、血液が肺を通る時は炭酸ガスを捨て、身体のいろいろな組織を循環する時は、これから炭酸ガスを奪い取ってくれるのである。（炭酸ガスは身体の組織が活動したあとで生じる不要有害なものである）

　このように大切な働きをする赤血球はいつまでも生きているものでなくて、つねに私たちの身体の中で大変にたくさんのものが崩壊している。この崩壊する場所は、肝臓と脾臓であるといわれている。（肝臓と脾臓のあるところは、あとの章の内臓のことを説明したところをご覧ください）

　しかし、胎児では、この肝臓と脾臓は赤血球をこわすだけでなく、赤血球を新しくつくる働きもしているといわれている。けれども大人では、赤血球は骨髄の中で新しくつくられる。多量の血液を失った場合でも約２週間すれば血液の補いがつくという。

　また、赤血球の寿命はルブナーという人によると、２、３か月くらいというが、３、４週間という人も、８、９か月という人もあって一定していない。

　以上で大体赤血球のことは話したが、動脈血と静脈血のことをちょっと話しておこう。

　動脈血というのはヘモグロビンが酸素と化合して鮮紅色になって、心臓から全身に向かって出ていく動脈の中を流れている血液である。（ただし肺動脈という肺臓中の動脈にはかえって静脈血がある）

　静脈血というのはヘモグロビンが酸素を失い、炭酸ガスを取っ

て、暗紅色になっている血液で、全身の組織から心臓の方へ還って
いく静脈の中を流れている血液のことである。ただし、肺臓中では
肺静脈という静脈の中に動脈血がある。間違わないで下さい。

　要するに赤血球というのは全身の栄養、および全身の組織の活動
に最も大切なもので、病気になって衰弱すれば漸次この赤血球が
減ってくる。

　ところが最近、九州帝大の原志免太郎博士のご研究によると、皮
膚の上から一定の灼傷刺激を与えると、この赤血球の数が大変増す
ということを、昔からわが国で行なわれている灸の研究から発表し
た。それによると連続的に灼傷刺激を皮膚に加えていると、赤血球
の数、血色素の量が驚くべき増加を来すのである。次に掲げるのは
原博士の実験の一端である表である。

　しかし、一般に灼傷刺激による赤血球、血色素量の増加はそう急
に起こるものでなくて、かなり長い期間連続的にやって漸次増して
くるようだ。

　とにかく灼傷刺激の持続によって、赤血球、血色素量の増加を来
すという証明を得たことは、私たちの療法に一つの科学的根拠を加
えたことになるのだから（というのはこれからだんだん説明してい
く平田式心理療法すなわち熱鍼快療術というのは、灸や鍼と似た点
の多い、ただし、器械化、科学化された灼傷刺激療法なのだから）
大変面白いと思う。

　次は白血球の話である。白血球というのは無色で、中に核がある
膜のない細胞である。そしてそれは顆粒状の原形質という細胞の基
をなすものと、一つまたは数個の核（細胞の働きの中心となるも

血液に及ぼす効果　35

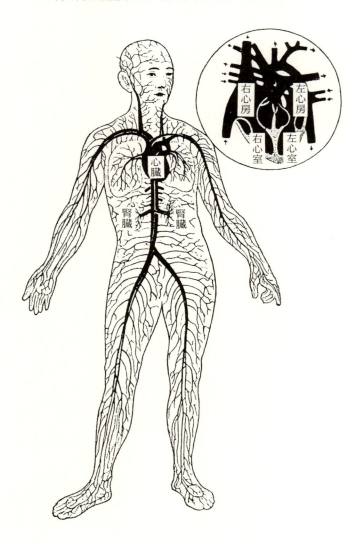

動脈及び静脈
円の内は心臓内に血の出入りする方向を示したものです。

36　血液に及ぼす効果

原博士の実験表
動物実験における血色素量増減一覧表

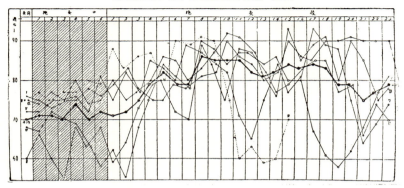

人体実験における血色素量増減一覧表

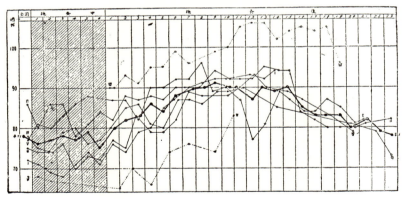

血液に及ぼす効果 37

の）からできている。そして白血球は一種類ではない。その中で主なものは、リンバ白血球と多核白血球である。

　リンバ白血球というのは、白血球の総数の約22％ないし25％を占めているもので、普通の白血球よりやや形が小さいのである。直径は0.005ないし0.0075ミリというのだから、404個ないし606個を一直線に並べてやっと1分の長さになる。

　多核白血球というのは普通いう白血球のことで、白血球総数の70％以上を占めて、赤血球よりも大きく、直径は0.009ないし0.12ミリというのだから、これを337ないし25個を一直線に並べると1分の長さになる。1ないし数個の核を持っている。

　これらの白血球は原始動物のアメーバのように、原形質の部分から、手足のような突起を出して毛細管を自由に出たり入ったりする。そして私たちの身体の中に侵入したいろいろな病原菌を食い尽くして、私たちの身体をたえず病気から守ってくれている。

　しかし、白血球はどうしてそんな細菌のありかを知るかというと、いろいろな病原菌の排泄物や、またはそれらの病原菌によって起こされた分解産物や、病原菌自身の分解産物などが、白血球を刺激し、その刺激に白血球が引き寄せられて、その方向に向かって血管壁を出ていくのだという。

　白血球は病原菌を食い尽くす故に、食細胞ともいわれる。しかし、病原菌を食い尽くして、それを私たちの身体に無害なするものにすると同時に自分自身も死んでいく。化膿した場合に出てくるあの膿は私たちの身体全体を守るために犠牲になった、この哀れな白血球のいたましい死骸なのである。白血球が病原菌のような細菌を食っていく順序は前に掲げた図で見てください。

　また、白血球に準じる血小板（赤血球の図参照）も、白血球、赤

38　血液に及ぼす効果

血球とともに血液中にある有形成分であるが、無色粘稠の核を持った細胞である。そして、その大きさは赤血球よりも小さく、直径0.0005ないし0.001ミリというのだから、6090ないし3033個を一直線に並べてやっと1分の長さになる。その数は1立方ミリメートル中に50万ないし70万といわれる。（白血球の約百倍）

血小板は両面のくぼんだ大小不定の円板状だが、運動中は突起を出す。（図は運動中に固定染色したもの）赤血球または白血球の破壊されたりしぼられてできたものとか、骨髄の中にある巨大細胞という細胞からしぼり出されたものであるなどといわれている。

この血小板は、血液の凝固を促進させる物質を生じ、また一種の

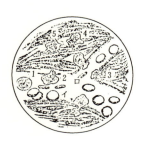

血管を出て病原菌を喰殺しつつある白血球の図
毛細血管と血球（拡大）
　　イ、ロ：赤血球
　　1～5：白血球
　　4、5は細菌を食っている白血球
赤血球は健全な毛細血管外へは出ることがない。
膿はおもに白血球から成っている。

殺菌素を分泌したり、有害の細菌を食い殺す作用を持っているといわれている。

さて、この白血球は灼傷刺激によって増加し、しかもこれは急激に増加して、病原菌の食殺作用を始め、病気の治癒に大変役立つことが分かっている。

この研究は明治45年ごろ、樫田十次郎、原田重雄という二人の博士が始めたのだが、大正14年には、京都府立医大の青地正皓（旧名

血液に及ぼす効果　39

白血球が喰殺すべき敵たる種々なる病原菌の図

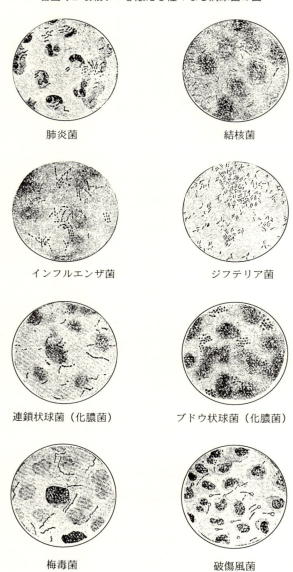

正徳）という先生が詳しく研究されて『灸の血球ならびに血清に及ぼす影響』という論文の中に詳しく述べている。青地博士のは、やはり在来の灸による灼傷刺激の研究だったが、その結論はやはり私たちの療法にそのまま利用させていただけるのだから、ずんぶん有益な業績として感謝している次第である。

　青地博士によると、灸後15分間くらいすると、早くも白血球の異常な増加が血液の中に起こり、1時間ないし2時間で約平常の2倍になり、4時間ないし5時間でやや減少するが、8時間ないし12時間すると再び増して、2.5倍以上に達し、平均4日ないし5日は続くといわれている。また、その増加するのは主として中性多核白血球で、病的の場合に見られる種々の病的白血球の増加でないことを示している。

　また、京都帝大の時枝薫博士も、これと前後してほぼ青地博士と同様の研究を発表され、灼傷刺激が健全な白血球を増加し、病原体殺滅に役立つことはますます確実に証明されたが、九州帝大の原志免太郎博士もこのことを詳しく証明され、さらに大阪医大の藤井秀二博士は皮膚鍼によってやはり同様の研究をされて、灼傷刺激でなくても、ただ鍼で皮膚の知覚神経を刺激しただけでも白血球の増加が起こると述べている。これは熱鍼快療術としての私たちの心理療法に大変参考になる研究で、私たちは大いに藤井博士に感謝しなければならないわけである。

　さて原博士の研究の、青地、時枝両博士と異なる点は、原博士の実験では施灸後、約24時間は中性多核白血球が増加が甚だしく、リンパ細胞の方はかえって減少の傾向があるが、第2日以後はリンパ細胞の方も増加してくるという点である。そして原博士は結論として施灸後の白血球の増多の主因は、始めは中性多核白血球の増多に

血液に及ぼす効果　41

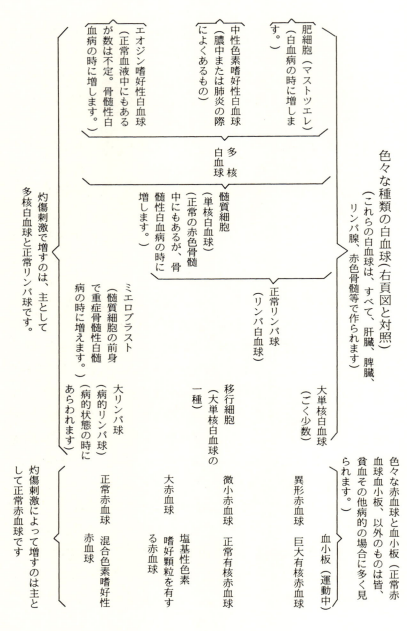

色々な種類の白血球（右頁図と対照）
（これらの白血球は、すべて、肝臓、脾臓、リンパ腺、赤色骨髄等で作られます）

多核白血球
- 肥細胞（マストツェレ）（白血病の時に増します。）
- 中性色素嗜好性白血球（膿中または肺炎の際によくあるもの）
- エオジン嗜好性白血球（正常血液中にもあるが数は不定。骨髄性白血病の時に増します。）
- 髄質細胞（単核白血球）（正常の赤色骨髄中にもあるが、骨髄性白血病の時に増します。）

正常リンパ球（リンパ白血球）
- 移行細胞（大単核白血球の一種）
- ミエロブラスト（髄質細胞の前身）（病的リンパ球）で重症骨髄性白血病の時に増えます。
- 大リンパ球（病的リンパ球）（病的状態の時にあらわれます）

大単核白血球（ごく少数）

血小板（運動中）

色々な赤血球と血小板（正常赤血球血小板、以外のものは皆、貧血その他病的の場合に多く見られます。）
- 異形赤血球　巨大有核赤血球
- 微小赤血球　正常有核赤血球
- 大赤血球
- 塩基性色素嗜好顆粒を有する赤血球
- 正常赤血球
- 混合色素嗜好性赤血球

灼傷刺激で増すのは、主として多核白血球と正常リンパ球です。

灼傷刺激によって増すのは主として正常赤血球です

42　血液に及ぼす効果

白血球及び赤血球並びに血小板

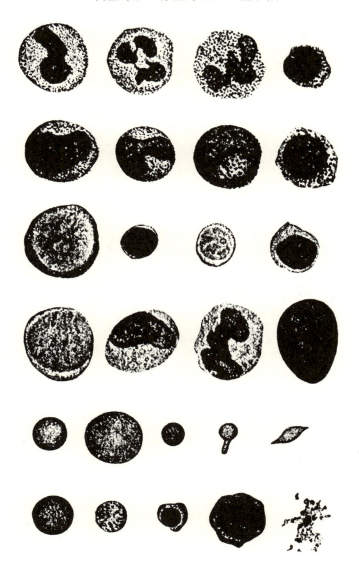

血液に及ぼす効果 43

色々な赤血球の図（赤血球にも色々な種類があります）（前頁）

正常赤血球以外のものは皆、貧血、その他病的の場合に多く見られます。治療刺激によって健康になる時は、だいたい正常の赤血球のみとなります。

色々な種類の白血球の図（これらの白血球はすべて肝臓、脾臓、リンパ腺、赤色骨髄等で作られます）

○大リンパ球というのは、多く病的の状態の時見えます。

○大単核白血球というのは、ごくわずかしかありません。

○移行細胞というのは、やはり大単核白血球の一種です。

○エオジン嗜好性白血球というのは、正常の血液中にもありますが、その数は不定です。但し、全白血球の約1〜4プロセントぐらい、これは骨髄性白血病という病気の時に大変増します。

○肥細胞というのは、正常の血液ではごく少数です。白血病という病の時は大変増してきます。

○中性色素嗜好性多核白血球というのは、膿の中とか、肺炎の際にあらわれます。

○ミエロブラストというのは、髄質細胞の前身ともいうべきもので重症の骨髄性白血病という病気の時に多くあらわれます。

○髄質細胞は正常の血液の内にはなく、ただ正常の赤色の骨髄の中にたくさんあります。やはり白血病の時などに血液中にあらわれます。

以上皆、白血球です。

44　血液に及ぼす効果

原因があるが、一定時間後にはリンパ細胞の増加がその主因に参加するといっている。

　藤井博士もやはり、リンパ球も中性多核白血球も増すといっているが、中性多核白血球の方が余計に増すと述べている。

　次に参考のため、青地博士および原博士の研究による実験表を掲げておく。

　また、時枝博士の研究によれば、施灸した家兎では、施灸30分後に、著しく血液の凝固時間が短縮する（すなわち凝固しやすくなる）といわれる。また、血糖量（血液中の糖）は一時増して、以後減少するといわれる。その他、赤血球の沈降速度が大になるなどの研究が同博士によって行なわれているが、略させていただく。

　次に血清の話に移るが、まずその前に血漿ということを説明しよう。血漿というのは血液の中から、赤血球、白血球、および血小板の有形の成分を除いた残りを総称したものである。血漿は帯黄色の透明液で約90％の水分と、９％のたんぱく質とわずかな0.8％の塩類を含んでいるが、この塩類は主として食塩である。このほかに極小量の尿素とか、尿酸などの老廃物を含んでいる。

　また、血漿中の繊維素原（フィブリノーゲン－前出）は血管の外に出るとたちまち凝固して繊維素に変じ、血球と一緒になってにかわ状となり、血液を凝固させて血液の減少するのを防ぐ。もし凝固しなかったら、ちょっとの傷でも血液はどんどん出て止まらない。

　大体、血液は血管の外に出ると前にも言ったように、２分ないし13分で凝固するのである。このおかげで私たちは、多量の血液を失うことから救われている。私たちは全血液量の３分の１を失うと死んでしまう。

血液に及ぼす効果　45

青地博士の実験表

番號	被實驗者姓名	年齡	男女ノ別	職業	健康狀態	既往被灸治ノ有無	灸前直前	施術中 始メテヨリ 5分	10分
1	木村富藏	25	男	學生	健康	ナナ　シシ	570	—	—
2	川崎浩	25	男	學生	健康	ナ　シ	7860	—	—
3	西村美江	19	女	無職	健康	ナナ　シシ	6600	—	—
4	青地宜子	25	女	無職	健康	ナナ　シシ	8310	—	—
5	井尻万太郎	32	男	醫師	健康	ナナ　シ	6800	7800	1.2630
6	東出カズ	20	女	看護婦	健康	ナナ　シシ	7400	6930	6480
7	片岡花枝	10	女	看護婦	健康	ナナ　シシ	1.0600	1.1200	—
8	茨木靖夫	28	男	會社員	健康	ナナ　シシ	1.1600	1.1950	—
9	長村亭	31	男	醫師	健康	ナナ　シ	9460	1.2400	—
10	原樹寬	20	男	會社員	健康	ナナ　シ	8000	—	—
11	山田忠次	27	男	無職	健康	ナナ　シ	7650	—	7500
12	田中尚士	33	男	醫師	健康	ナナ　シ	7400	—	—
13	進藤榮	40	男	無職	健康	ナナ　シ	5900	5500	—
14	板垣進一	32	男	醫師	健康	ナナ　シ	8330	1.0400	—
15	島寬一	20	男	醫師	健康	ナナ　シ	6200	—	—
16	井上クニ	29	女	無職	健康	ナ　シ	8600	—	—
17	中川亮太郎	45	男	無職	健	ナナ　シ	7400	8000	—
18	青地正信	31	男	官吏	健康	アリ毎月1回宛點灸ス	7460	—	—
19	八島清江	19	女	無職	健康	ナ　シ	6530	4930	—
20	中川俊子	33	女	無職	健康	アリ毎月1回宛點灸ス	7960	780?	4950
21	谷田亭造	36	男	紙商家	健康	アリ常習	8200	7100	—
22	遠藤啓三	28	男	官吏	2.3箇月前ヨリ淋疾	ナ　シ	8530	7500	—
23	入江廿男	25	男	學生	2.3箇月前ヨリ淋疾	ナナ　シ	6660	—	C060
24	進藤春太郎	61	男	公吏	1週間前ヨリ扁桃腺炎	ナナ　シ	8130	6160	—
25	鈴鹿隆和	29	男	會社員	2.3箇月前ヨリ淋疾	アリ12年前	8060	—	—
26	松倉一郎	25	男	學生	1箇月前ヨリ淋疾	ナ　シ	1.1400	9150	—
27	田村善次	28	男	商業	2箇月前ヨリ淋疾	ナナ　シ	1.1350	—	6200
28	飯野豐	34	男	醫師	健康	ナナ　シシ	450	5460	—
29	山田義雄	29	男	醫師	風邪ノ氣味	ナナ　シ	6860	5650	—
30	青地登茂	52	女	無職	健康	アリ毎月2.3回點灸ス	6900	—	—
對照（無處置）	片岡花枝	19	女	看護婦	健康	ナナ　シシ	6520	—	—
	青地宜子	25	女	無職	健康	ナナ　シシ	7000	—	—
	八島清江	19	女	無職	健康	ナナ　シ	6060	—	—
	鈴鹿隆和	29	男	會社員	2.3箇月前ヨリ淋疾	ア　リ	8150	—	—

白血球数 灸後								白血球増多ノ有無
直後	5分	10分	15分	30分	1時間	2時間	24時間	
—	—	—	—	—	8150	—	6020	アリ
—	—	—	—	—	1.1600	—	1.0800	アリ
—	—	—	—	—	1.1150	—	9900	アリ
5730	7760	—	1.1460	1.1200	1.0400	1.1950	8600	アリ
—	1.1000	—	—	1.2230	1.2330	—	7600	アリ
8100	—	—	9150	9050	1.2530	1.2610	—	アリ
1.3600	1.7300	—	1.2000	1.1500	1.5820	—	9000	アリ
1.2550	1.3170	1.2500	—	1.4260	1.3930	1.4800	1.1820	アリ
1.1150	—	1.0500	—	—	1.4430	—	—	アリ
7460	—	9460	—	1.0860	1.2530	1.0000	1.0500	アリ
8230	1.1000	—	—	1.2200	1.3600	1.0400	—	アリ
7230	—	8200	—	1.2100	1.1000	1.0850	—	アリ
6850	—	7200	—	9310	98.0	9000	—	アリ
8800	—	1.1460	—	1.1800	1.2000	—	7330	アリ
7800	—	9050	—	9550	1.000	—	—	アリ
9750	—	9960	—	1.1260	1.2700	—	—	アリ
1.0670	—	1.0800	—	1.1060	1.2500	—	—	アリ
—	—	—	—	—	7400	—	7210	ナシ
5750	7760	—	6530	6000	6850	5860	9800	ナシ
5400	—	—	5400	—	6130	6030	—	ナシ
8450	—	9200	—	9000	6100	8800	7480	ナシ
8060	—	—	6800	9460	7400	1.4530	—	アリ
6530	6730	—	8000	4160	6250	—	—	ナシ
4460	—	5060	—	6660	8260	7730	—	ナシ
7260	—	—	4800	9400	6600	7260	—	ナシ
5850	—	1.0850	—	6750	1.0950	—	—	ナシ
6700	—	5930	—	8200	8200	8050	—	ナシ
5130	—	5660	—	4800	5930	—	—	ナシ
4730	—	4930	—	5800	715	—	—	ナシ
5200	—	6200	—	7130	7230	—	—	ナシ
—	—	—	6070	—	6300	—	7100	
—	—	—	7230	—	7000	—	7530	
—	—	—	6650	7200	7000	6900	6200	
—	—	—	7660	7530	7850	7900		

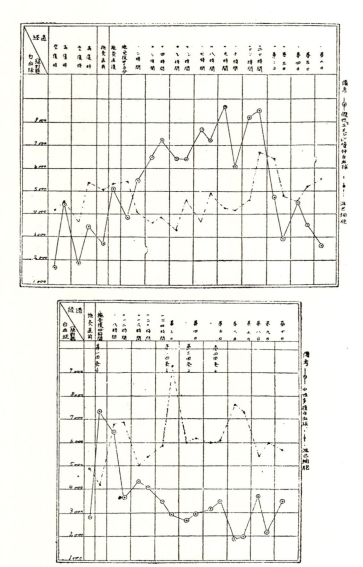

原博士の実験表

48　血液に及ぼす効果

しかし、この凝固作用にもかかわらず、多量に出血したような場合には、血液の代わりに血液に含まれていると同じ分量の食塩水（血漿中には0.8％の塩類を含んでいる）すなわち生理的食塩水を血液の代用として注射する。（ただし生理的食塩水は人間では、0.9％の塩化ソジューム溶液にわずかばかしアラビアゴムを加え、体温と同じに温め、血管に注入する。またリンゲル液といって、切り取った心臓でもその中に入れておくと随分長く生かすことのできる液がある。この液は心臓の働きをよくし、血液中に注入すると血液の血量が増し、血液中の毒素を薄める作用があるので、疫痢その他の治療上にも用いられるものである。その成分は食塩0.9％、塩化石灰0.024％、塩化カリ0.042％、重曹0.01ないし0.02％でやはり食塩を主成分にしている。ロップ氏はこれにブドウ糖0.1％を加えてさらに有効にしている）

　さて、血漿中から繊維素原（フィブリノーゲン）を取り除いたものが血清であることは、すでに述べたが、この血清は淡黄色で澄明な液で、新鮮であれば中性だが、時を経て炭酸を放出するとアルカリ性となる。繊維素原（フィブリノーゲン）というのは大体血液中にあるたんぱくの中に含まれているもので、一種のたんぱく体というべきものだが、血清中にはこのようなたんぱく体のほかにいろいろな酵素（たとえば含水炭素を分解するジアスターゼとか、たんぱくを分解するたんぱく分解酵素など）があるだけでなく、さらに細菌（病原菌）や異種族の細胞を殺す作用のある物質が含まれている。

　たとえば抗毒素（反毒素）というのは、病原菌の出す毒物、すなわち毒素と結合してこれを無毒にする物質である。

　また、抗菌素（溶菌素）というのは、病原菌を溶解してしまう物

血液に及ぼす効果　49

質である。これはアンボチェプトリと補体（コンプリメント）からなっている。前者は腐敗を防ぎ、後者は免疫を助ける。

　次に沈降素というのは、異種族動物のたんぱくが入ってくると、これに作用して、その沈殿を作ってその害から免れるようにする物質である。（なお、抗菌素沈降素を総称して抗体という）

　調理素（オプソニン）というのは、細菌（病原菌）に働いてこれに味をつけて、白血球が細菌を進んで喜んで食べられるように調理する物質である。その他血清中には赤血球のヘモグロビンを溶かし出す溶血素という抗体がある。

　それで血清療法というのは、抗毒素や抗菌素等が完成して、細菌（病原菌）に対して十分抵抗のできるようになった血清を、患者の体内に注射して、そのからだのうちにいる病原菌に対抗させようという療法である。そして私たちの身体に、抗毒素とか抗体が多量に生じて病原菌あるいは病原体の出す病毒に対し、これを消しまた一定の年月の間はそういう毒素に絶対侵されないような性質になれば、私たちは免疫性である。

　さて血清療法に使う血清（すなわち免疫質のできた血清、免疫血清）には２種ある。一つは抗毒血清で、これは細菌から生じる毒素を動物体に注射して得た血清で、抗毒素を含む。これは毒素を中和する。（ただし体内に繁殖する細菌そのものは撲滅することはできない）たとえば馬にジフテリア菌の毒をしばしば注射すると、その血液には多量の抗毒素が現われ、馬はよく免疫性を得ることができる。その血液をしぼって血清を採取し、これをジフテリア患者に注射すると、患者の体内に遊離している毒素は抗毒素と結合して無害のものに変化する。破傷風の血清もまた抗毒血清の一例である。

　次に抗菌血清というのは、細菌体を石炭酸、トルオールなどの消

50　血液に及ぼす効果

毒薬または熱をもって殺したものを免疫原として動物体に注射して、その動物の血液中に免疫体を生じさせて、それから得た血清を採取したもので、これには抗菌素があり、よく細菌体を滅殺する力がある。たとえばコレラの血清、腸チフスの血清などがこれである。

　また、ワクチン療法というのは、ある一定の細菌に対して同種の病原菌か、またはその病原菌の産出する毒素を生活体の中に直接注射して、その刺激によって血液中に抗毒素、抗菌素を多量に生じさせ、また白血球の活動を盛んにして、病原体および毒素を殺して免疫状態に達しさせて、病を治療する方法である。いわゆる毒をもって毒を制する方法であって、特別自動免疫療法である。

　ワクチンとは元来接種、または種苗の意であって、18世紀に英国の医師エドワード・ジェンナーが種痘を発明したのに由来している。その後、同じく英国の医師のライトがこれを結核の診断ならびに治療上に応用してから、ワクチンの効果が決定的に認められて、それ以来は英米の学者が率先して世界の学者がこの研究を競争した。

　そして今ではワクチン療法は、予防医学の方面では、結核、肺炎、丹毒、腸チフス、赤痢、コレラ、淋病などに応用されている。そして私たちの療法もまたワクチン療法と実によく似たところがあるため、特に詳しく述べた。

　さてワクチンには2種類あり、その一つは注射をしようとする患者自身から分離培養した細菌からワクチンを製したもので、これを自家ワクチンという。

　第二は異種ワクチンというもので、多数の患者から分離培養した多数同種族の細菌の混合物をもって、ワクチンを製したもの（多価

ワクチン）および単に同一種族の菌を分離培養して製したもの（単価ワクチン）などがある。

　さて私たちの治療は、このワクチン療法に実によく似ていると述べたが、その証明はやはり前記した青地、時枝、原、藤井など諸先輩の偉大な業績によるもので、この点において私たちは重ねて御礼申し上げなければならない。

　まず、青地、時枝両博士は、家兎とふぐについて、溶血現象（赤血球のヘモグロビンが溶けて血球の外に出してしまう現象）を利用して補体量（コンプリメント・溶菌素の一要素）が灼傷刺激でどんな変化を来すかを測定した結果によると、ともに補体量が増加するという結論に到達している。

　最も二人とも実験の方法や検査時間などは違っている。青地氏は５％のやぎの血球液と、やぎの血球で免疫した家兎の血清を溶血素（溶血現象を起こす物質）として使っている。そして施灸前と施灸後30分、同１時間、同２時間、同３時間、同４時間、同24時間、同２日にわたって、毛細管法という検査方法で検査し、いろいろな例について多少の異同はあっても、結局、灼傷刺激の後には必ず補体量が増していることを示している。

　また、時枝博士は、同じくやぎの血球液と免疫した家兎の血清で、施灸の前後、１か月間（７回）にわたって検査した。灼傷刺激を与えた後、２日目にはすでにその補体量が増加し、刺激後９日目に最高の価に達し、それから漸次旧に復していくことを示している。ただし両氏の実験によれば、灼傷刺激は正常の溶血素にはほとんど影響を与えないことを示している。正常凝集素にも大した変化なく、また正常沈降素、アンチトリプシン（発酵素の作用を妨げるもの）などにも大した変化を認められなかったのだが、藤井博士に

よれば、皮膚刺激の結果は正常凝集素が増加するといわれている。

青地博士によれば、補体とともに体内異物の破壊除去に対し大きな関係がある調理素（オプソニン）について灼傷刺激の影響を研究し、次のような結果を得た。

すなわち調理素（オプソニン）の作用は刺激後15分で、すでに増強しはじめ2〜3時間で最高潮に達し、それから漸次元に復するが、その影響は約1週間継続するといわれる。しかも再刺激を与える場合には、白血球増加の有無に関係なく、つねに著明に亢進することを示している。ただし、この実験にはもっぱら家兎を使用したが、人体実験についても平常数の約1.5〜2倍に達し、動物実験と等しい結果を示している。

また、時枝博士によれば灼傷刺激の結果、チフス菌免疫の家兎で実験すると、4日目ごろから産生され、それからやや急激に上昇し、対照に使った家兎と比べて、灼傷刺激の結果、凝集素の産生が明らかに増進したのを認めている。かつまた、免疫完了後凝集価が減っていく家兎に施灸すると、その凝集素の産生機転が復活亢進することを示されている。

藤井博士もまた皮膚刺激の結果、凝集素が増し、かつ繊維素原（フィブリノーゲン）も増すことを示している。

以上、諸博士の業績を通覧してみると、灼傷刺激は、免疫体を産生する組織の細胞に作用して、細胞の免疫産生能力を亢進させると思われる。

次表の実験によって灼傷刺激が血液に対して、その白血球、赤血球を増加して血漿に対しても著しく病原体に対する抵抗要素を増加させることの相当根拠のあることが分かったと思うが、さてそれはどんな理由によって起こるのであろうか。

血液に及ぼす効果　53

この原理も、青地博士や原博士によれば、ほぼ明らかに考えられているようである。それは灼傷刺激の結果、皮膚に小火傷を起こして、火傷の局所にはそこの皮膚の中に含まれているたんぱくが熱によって分解されて、そこに加熱たんぱく体の異常分解産物（すなわち火傷毒素）が生じて、それが血管中に吸収されて一種の中毒を起こし、その中毒が刺激になって、血液中に対抗的成分が増大するのであって、すなわちやはり毒をもって毒を制する方法であるから一種のワクチン療法のようなものになるわけである。

　火傷に際して加熱された組織たんぱくが体内に吸収されるのは、すでにワイデンフエルドと金森氏なども認められていることである。

　そしてすべてたんぱく体を含んだ（たとえば牛乳）をワクチン療法の際使用して、特種血清にかえる療法をたんぱく体療法という。

　これは1893年にフレンケルが特種ワクチン療法（それぞれの病気にそれぞれ特別なワクチンを用いる療法）を創始した際、すでにルンプによって試みられた。氏はチフスの治療に、チフスのワクチンを用いないで、ピオチアネウスワクチンというたんぱく体を含んだ別のワクチンを用いて、チフスワクチンと同様の効果を上げた。以来、この種の研究がだんだんと行なわれて、1916年にはシュミットが自己血清、異種血清、さらに進んで乳汁等を応用して、非特異性ワクチン療法（特種ワクチン療法に対するもの）の効果をその含んでいるたんぱく体に帰して、これをたんぱく体療法と名付けた。

　臨床的には、ベルテインは1894年にジフテリア患者に健康馬血清を用いて良好の成績をあげ、その治療的効果はジフテリア治療血清に比してなんら劣ることがないと述べた。

　しかし、当時は特種血清療法の黄金時代で、まったく世人に顧みられなかったのだが、近年になってピンゲル（1918年）は約100例

灼傷刺激により補体量の増加（青地博士実験表）

實驗	試驗動物	動物物號	體重	性	場所	成績 施術前1日	施術直後	施術後30分	同1時間	同2時間	同3時間	同4時間	同24時間	同2日
灸	家兎	16	2000	♀	腹背部	0.5	0.5	0.4	0.4	0.4	0.3	0.4	0.4	
		17	2150	♀	胸背部	0.15	0.2	0.1	0.1	0.15	0.15	0.15	0.15	
		18	2000	♂	〃	0.15	0.15	0.15	0.15	0.15	0.1	0.15	0.15	
		19	2100	♀	〃	0.4	0.4	0.2	0.2	0.3	0.3	0.3	0.3	
		20	2300	♂	腹背部	0.3	0.3	0.25	0.2	0.2	——	0.25	0.25	
	兎	24	1650	♀	〃	0.2	0.2	0.15	0.15	0.2	0.2	0.2	0.2	0.2
		25	2100	♀	〃	0.15	0.15	0.15	0.1	0.1	0.15	0.1	0.1	0.1
	豚	1	360	♂	胸背部	前1時間 0.03	0.03	0.03	0.02	0.02	0.03			
		2	320	♂	〃	同 0.03	0.03	0.03	0.02	0.03	0.03	0.03		
	鼠	3	350	♀	腹背部	同 0.02	0.02	0.02	0.015	0.01	——	0.02		
		4	300	♀	〃	同 0.02	0.02	0.015	0.015	0.02	0.02	0.02		
火傷	家兎	31	2000	♀	胸背部	0.2	0.2	0.15	0.03	0.1	0.15	0.15	0.2	0.2
		32	300	♀	〃	0.3	0.3	0.3	0.2	0.2	0.2	0.3	0.3	0.3
		33	1950	♀	腹背部	0.2	0.2	0.2	0.15	0.15	——	0.2	0.2	
	兎	34	1900	♀	〃	0.25	0.2	0.25	0.15	0.1	——	0.15	0.2	
	豚	5	320	♂	胸背部	前1時間 0.04	0.04	0.035	0.03	0.025	0.025			
		6	315	♀	〃	同 0.05	0.05	0.04	0.01	0.05	0.05			
	鼠	7	340	♂	腹背部	同 0.03	0.03	0.03	0.025	0.02	0.025			
		8	310	♀	〃	同 0.03	0.03	0.03	0.025	0.025	0.025			
對照（無處置）	家兎	21	2210	♀		0.3	0.3	0.3	0.3	0.3	0.3	0.3	0.3	
		22	2350	♀		0.15	0.15	0.15	0.15	0.15	0.15	0.15	0.15	
	豚	9	270	♀		前1時間 0.03	0.03	0.03	0.03	0.3	0.03			
		10	350	♀		同 0.04	0.04	0.04	0.04	0.04	0.04			
	鼠	11	300	♀		同 0.025	0.025	0.025	0.025	0.025	0.025	0.025		

灼熱刺激により調理素作用の亢進（青地博士実験表）

番號	被實驗者姓名	既往被灸治ノ有無	調理素率							成績
			前	灸 後						
			直前	直後	15分	30分	1時間	2時間	24時間	
1	木村 富藏	ナシ	1.02	—	—	—	2.50	—	1.85	亢進
2	川崎 浩	ナシ	0.97	—	—	—	2.06	—	2.74	亢進
3	西村 美江	ナシ	1.10	—	—	1.70	2.09	—	1.50	亢進
4	青地 宜子	ナシ	1.05	—	1.03	—	1.13	1.5	0.0	陰性
5	井尻 萬太郎	ナシ	1.00	—	—	1.41	1.65	—	1 24	亢進
6	東出 カズ	ナシ	1.11	—	1.64	2.43	1.76	1.82		亢進
7	片岡 花枝	ナシ	1.28	—	1.15	—	1.28	—	1.20	陰性
8	茨木 靖夫	ナシ	1.01	—	—	1.6	1.76	1.57	1.45	亢進
9	長村 亨	ナシ	0.70	—	0.0	—	0.80	1.04		多少亢進
10	原機 寛	ナシ	0.91	—	—	1.25	—	1.03		多少亢進
11	山田 忠次	ナシ	1.10	—	—	1.96	1.80	1.29		亢進
12	田中 尚士	ナシ	0.93	0.96	—	1.44	—	1.44		亢進
13	進藤 燊	ナシ	0.57	0.78	—	1.06	—	1.11		亢進
14	板頂 進一	ナシ	1.16	—	—	1.41	1.40			亢進
15	島 寛一	ナシ	0.57	—	—	1.14	1.26			亢進
16	井上 クニ	ナシ	1.00	—	—	1.55	1.64			亢進
17	中川亮太郎	ナシ	0.92	1.10	—	1.90	—	1.97		亢進
18	青地 正信	アリ	0.86	—	—	1.84	—	—	1.70	亢進
19	八島 清江	アリ	0.95	—	—	1.75	—	1.40	1.43	亢進
20	中川 俊子	アリ	1.01	—	—	1.51	2.00	1.86		亢進
21	谷田 亭造	アリ	1.00	—	—	2.30	1.30	1.65	1.61	亢進
22	遠藤 啓三	ナシ	0.41	—	0.62	0.82	—	0.90		亢進
23	入江 女男	ナシ	1.18	—	1.15	2.13	—	2.00		亢進
24	遠藤春太郎	ナシ	1.00	—	1.12	—	1.30	1.43		亢進
25	鈴鹿 隆和	ナシ	1.00	—	—	1.88	—	1.50		亢進
26	松倉 一郎	ナシ	1.50	1.78	—	2.51	2.74			亢進
27	田村 華次	ナシ	0.66	1.00	—	1.14	1.62	1.16		亢進
28	飯野 豊	ナシ	1.40	—	—	2.07	2.31			亢進
29	山田 義雄	ナシ	0.75	—	—	1.12	—	1.14		亢進
30	青地 登茂	アリ	1.15	1.23	—	2.02	2.05			亢進
對照（無處置）	片岡 花枝	ナシ	1.11	—	—	1.26	—	1.23	1.20	
	青地 宜子	ナシ	1.03	—	—	—	1.01	1.06	1.10	
	八島 清江	ナシ	0.90	—	—	—	0.86	0.96	0.85	
	鈴鹿 隆和	アリ	0.95	—	—	0.80	—	1.00		

のジフテリア患者を交互に治療血清と健康血清で治療し、その結果両者の間には治療的効果の差異はないと極言した。また、フリーデマンはインフルエンザ、肺炎に健康血清療法を施して良好を収め、フエンデンはインフルエンザの際に同種血清を注射し、注射後8時間で喀痰を液化し、その喀出を容易にしてかつ、気管支の狭窄症状が消失して呼吸が安静となり、次いで循環器系にも好影響を及ぼし、それと同時に解熱したという。

リューデッケは22例の同症患者にドイテロアルブモーゼというもの、または大腸菌ワクチンを注射して解熱したといっている。

リンディッヒも精神病にカゼイン注射を行なって陰鬱であった精神を快活にし、安眠を得させることができたと報じている。

ウイルトは4例の喀血、1例の衂血、1例の扁桃腺摘出後の出血に、新鮮健常馬血清を注射して速やかに止血させ、再出血を見なかったという。

デワールはある強度の喀血患者に遭遇して、諸種の内服薬および注射薬が奏功しなかったのち、20mlの正常血清を静脈内に注射して止血させ、これに勢いを得て分量を増し、5日間これを注射して、ついに完全に止血させたという。

シュミットはチフスの腸出血後に牛乳注射療法を施して、急速に奏功したという。その他、諸種の伝染病、赤痢、腸チフスなどにもしばしばたんぱく体療法を応用した報告がある。たとえば、チフスの場合にクルースは大腸菌を用い、ライブマイエル、シルハルツ、ルクシュ、ミューラー、ライネルなどはそれぞれブドウ状球菌、淋菌、コレラ菌、赤痢菌のワクチンを用いて良好があったと報告している。

リューデッケはチフスにアブルモーゼを用い、ノフルはペプトン

を用い、シュミットは牛乳を用い、カーツネルソンも牛乳を用いて良好を上げている。

　なお急性関節リウマチに対してはシュミットの牛乳療法（注射）が極めて著しい効果を示し、日本でも小島、楠本両氏はこの病にカゼオザンを用いて偉功を示した。

　また、最近は従来の療法にたんぱく体療法を合併する人もいる。キルレは梅毒の治療に牛乳と水銀を合わせ用い、プランテルは庶糖溶液とサルバルサンとを合わせ用いて梅毒の両発性神経性疾患に良好な影響を見たと報じている。また、マラリア療法が刺激療法として梅毒によい効果を示すこともいわれている。

　さらに、レッセはアオランを用いて全身に広がった深部性の白癬症に偉功を見、ヘマッハは尋常性鱗屑疹にツベルクロムジンを用いて良結果を得、スピートホッフは種々の皮膚疾患の治療に自家血清療法を用いて良結果を得、ことに壊疽性軟性下疳になんら他の治療を加えないで、ただ自家血清療法だけで極めて迅速な治癒を見たと報じている。

　ところが、青地、原両博士は、灼傷刺激によって起こる火傷毒素を研究して、青地氏は灸や小火傷の血球ならびに血清に及ぼす影響は、加熱組織乳剤注射に因する変化と全く一致することを明らかにされ、原博士も灸が一種のたんぱく体療法であることはもはや一点の疑う余地もないと断言されている。

　これによって灼傷刺激が一種のワクチン療法、特にたんぱく体療法であることが明らかにされた。

　しかし問題は灼傷刺激はただたんぱく体療法のみではないということである。必ずしも灼傷刺激でなく、痛覚刺激だけでもほぼ同様の結果のあることは藤井博士も示しているところである。藤井博士

青地博士の実験表

	実験の種類	灸	小火傷	加熱皮膚並びに筋肉乳剤注射	非加熱皮膚並びに筋肉乳剤注射
1	白　血　病	増　　　多	同	同	同
2	補　体　量	増加の傾向あり	同	同	増加の傾向なし
3	調理素作用	亢進する	同	同	亢進せず

は、血球、血清に皮膚刺激によって起こる変化を、交感神経の関係
から説明している。私も灼傷刺激の効果は、ただにワクチン療法の
根拠だけでなく、神経の作用の方面から、今一度、さらに深くその
効果の原因を探りたいと思う。以下漸次いろいろな方面から灼傷刺
激の効果を確認していこう。

　しかし、とにかく血液に対して灼傷刺激が偉大なる治療刺激とな
るということだけは確信していいだろう。

　そこで血液の作用を今一度判然と認識しておこう。

1.血液は肺を介して空気と接触し、空気中から酸素を摂取し、これ
　を組織および器官に与えて酸化作用を営ませる。その結果とし
　て生じた無水炭酸（炭酸ガス）を再び空気中に放出する。

2.血液は腸壁、胃壁から吸収した栄養素を運搬して、これを要する
　身体諸部に与え、かつ逆に体内の分解産物を排泄器に運ぶ。

3.内分泌腺からの分泌物（ホルモン）を受けて、これによって人体
　の機能を調節する。それはちょうど中枢の命令を終末器に与え
　る神経に似ている。また諸種の刺激物を中枢に運んで呼吸の調
　節、体温の調節などに関与する。

4.血液は細菌または細菌毒素に対して抵抗作用を有する諸種の免疫
　物質を含み、あるいはこれを運搬し、これの作用を現わす時に
　は主役を演じる。また、食菌の作用を有し、ワクチンの注射、
　または灼傷刺激によって細菌に抵抗する性質を獲得する。

血液に及ぼす効果　59

第2章 血液循環に及ぼす効果

　血液は胸の中央から少し左にある心臓から流れ出している。だから、命の元は心臓である。これは一番大切な機関で、心臓が鼓動をうたなくなる時、人は死ぬのである。心臓はその人は眠っている時も、ちょっとも休まずに打っている。

　心臓がどきんと一鼓動打つと、心臓の内にある血液は心臓から血の管の内に入っていくのである。心臓から出る血の管が動脈である。

　口から食べた食物は腸でこなれて、その滋養分は血管の内にしみこんで心臓にいく。また人の体では、あちらでもこちらでも毎日のように人間に毒になるものができる。人の体は細胞という小さな粒からできている。この細胞が働くとたんぱく質がこわれて、人間に毒なものができる。それが血の中に流れ込むと、血はめぐりめぐって腎臓にいく。腎臓はこの毒なものを小便にして外に出してしまう。もし、血が体中をめぐっていなかったら滋養分を運ぶことも、また毒を運ぶこともできない。この滋養分や毒を運ぶのはさきにいった血漿の仕事である。

　さてこの血液、血管の元である心臓をよく調べてみると、内は一つでなくて左右に分かれ、その左右がそれぞれまた上下の2部に分かれている。上の部が心房で、下の部が心室である。心房というのは、心臓へかえってきた血液を貯える部で、心室は血液を心臓から

送り出す部分である。右の心室から出る血はどす黒い血で肺へ送られる。肺を通って後、美しい紅色になった血は左の心房にかえってきて、それから左の心室に入り、その後全身に回るために、大動脈という太い血の管に入っていく。大動脈はいくつかの枝に分かれて、しまいに毛細管という細い管になって、全身に血を送り、それからまただんだんとどす黒くなった血は、今度は静脈を通って最後に右心房にかえってくる。

　この血のめぐるためにある器官が循環器である。すなわち心臓と血管である。そして、心臓の左心室が収縮して血液を急激に大動脈にむかって押し出す時は、動脈壁は弾性があり、ちょうどゴム管のようになってふくれる。そして血液が出てしまうと弾力で元にかえる。この運動が波状をなして細い動脈の端まで及ぶのが脈波である。橈骨動脈などではその波の起伏がわかり、これを脈搏という。脈搏は新生児では130〜140、1歳で120〜130、10歳で90、15歳で78、20歳ないし50歳では65〜75、60歳で75、70歳で77、80歳で80くらいであるという。脈の整不整、大小、遅速は健康体を標準に研究実験してみるといい。なお結代というのは脈搏が時々止まることである。重病人の死ぬ前とか、神経衰弱患者にみられる。

　次に血圧というのは心臓が血液を出す時、血管壁の緊張する力である。しかし、血圧には心臓の収縮のほかに血液の量や粘稠度が関係する。また、血管の状態も関係する。動脈硬化症、萎縮腎、糖尿病等は血圧に大きな変化を与える。

　さて動脈は一般に深部に分布し、静脈は動脈に伴うほかに、皮膚の下に分布するものがあって外部からよく見える。また毛細血管は網状をなしてほとんどあまねく全身の組織に分布し、その壁はただ内膜だけからなって甚だ薄いので、毛細血管内外の物質は容易にこ

血液循環に及ぼす効果　61

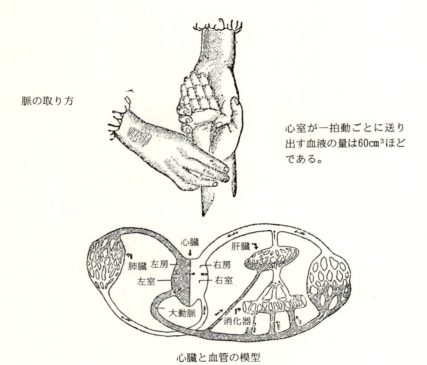

脈の取り方

心室が一拍動ごとに送り出す血液の量は60cm³ほどである。

心臓と血管の模型

れを通過する。白血球が出ていくのも、この治療で灼傷による皮膚の分解産物としてのたんぱく体が入っていくのもこの毛細血管からである。

　かつまた、血液の成分の一部も、毛細血管壁を通じて外の組織中に出る。これがリンパ液である。リンパ液は組織に酸素、栄養物を与えて、組織から炭酸、老廃物を取ってこれを毛細血管の血液に送る。だからリンパ液の成分は血液と組織から生じたもので、無色透明で血漿に似たたんぱく質に乏しいリンパ漿と、多数のリンパ球という白血球から成っている。

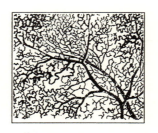
毛細血管（拡大）

　妊娠、脚気、腎臓病、十二指腸虫病、その他の原因で、ことに下肢に浮腫がくるのは、組織内にリンパ液がたまるからである。こういうむくみのあるところはなるべく直接刺激を与えないほうがよい。
　さて、このリンパ液は次第に集まってリンパ管に入る。リンパ管というのは、大体血管にそって血管とは別にある管で、静脈よりももっと多くの弁膜のある管である。このリンパ管は次第に集まって、ついに左右の二大リンパ総管となって、左右別々に胸部の上方の静脈に入っている。左リンパ総管は胸管といい、リンパ液のほかに、腸の乳び管からくる乳び液を集めている。乳び液というのは牛乳のように白く濁った液である。食事、ことに脂肪分をたくさんとると乳び液がたくさん出来るので、乳び管も胸管も真っ白になる。
　このリンパ管にはところどころに結節がある。これがリンパ節（リンパ腺ともいう）である。俗にいうぐりぐりで白血球をつくるところである。頚部、腋下、鼠蹊部（もものつけね）などのものはよく分かるだろう。それで虫歯とか扁桃腺または、その他の場所から頚部のリンパ節へ有害な細菌や結核菌などが入ると、頚部のリンパ節が腫れ上がり、また時には膿むことがある。この部のリンパ節の腫れる病をるいれきという。咽頭部のリンパ節が腫れる病はアデ

血液循環に及ぼす効果　63

ノイド（腺様増殖症）という。この治療ではともに周囲から刺激すると漸次癒えてくる。

　この治療は以上述べた血管にどんな影響を及ぼすかというと、樫田、原田両氏の実験によれば、灼傷の甚だしい温熱刺激は、まず反射的に動脈管を縮小させ、次いで反応的に拡張させるものであるが、特に脈管拡張の度は灼傷刺激を与えた付近において最も著明である。これは動物実験だが、人体における血管の縮小と反応的拡張を来すことはモッソー氏のプレチスモグラフという器械に準じた実験器で検査した成績によっても全く同一であったという。

四肢のリンパ管
Aの部から静脈に入っています。

　そしてこれは後藤道雄博士も同様の成績を得たと述べている。その原因はやはり神経のほうの関係から考えていくのが自然であると思う。

　次に灼傷刺激が血圧に及ぼす影響についても、やはり樫田、原田両氏が実験している。それによれば、生物が灼傷刺激により温痛を感じると同時に急に上昇し、刺激の去った後は短時間に漸次下降して旧に復するといっている。

　後藤博士の研究もほぼこれに一致している。思うにこれは血管が一時急激に収縮する結果、一時は血圧が高くなるのである。しか

し、血管壁はその収縮と反応的拡張のため、永続的に続けるなら
ば、血管壁は漸次、弾力性を増し、一方血液は病原菌その他に抵抗
する性質を増して、ついに正常血圧に復するものと考えられる。

　藤井博士によれば鍼を施した場合も、交感神経の興奮作用によっ
て、皮膚の血管は収縮し、脳の血管もまた収縮することを示してい
る。しかし、腸の血管は反対に拡張するという事実を示している。

　とにかく灼傷刺激が循環器系統にも大なる治療刺激となるもので
あることを確認しておいて下さい。心臓に対して神経の関係から及
ぼす効果は、さらに神経の話をする際にお話ししよう。

血液循環に及ぼす効果　65

第3章　神経系統から見た効果

　これには二つの系統がある。一つは感覚器、随意筋を主宰する脳脊髄神経系（動物性神経系ともいう）である。もう一つは内臓、諸器官、腺、血管などを主宰する自律神経系（植物神経系ともいう）である。これは意志に関係のない独立自律の神経で栄養、成長、生殖をつかさどる器官に分布している。この二つの系統はともに中枢部と末梢部に分かれている。

　神経系は神経細胞と、これから生じる神経繊維からなっている。神経細胞は、普通は星形で樹枝状の突起を生じている。この突起のうち、太くて長く、末梢の器官に至って初めて分枝するものがあるが、これがいわゆる神経繊維で、大抵は特別な鞘を被っている。末梢神経というのは、この神経繊維の束から成っているもので、中枢部は神経細胞、神経繊維から成っている。また、中枢部のうちでおもに神経細胞から成るところを灰白質といい、神経繊維からなるところは伝導経路でこれを灰白質という。

　また脳脊髄は頭蓋腔、脊髄腔、脊椎管内にあって、三層の膜で包まれている。これを脳脊髄膜という。この膜に炎症の起こる病気を脳膜炎、脳脊髄膜炎という。この内膜と中膜の間には脳脊髄液があって、脳脊髄に外からくる衝動を与えないようにする。内膜には太い血管が分布している。

66　神経系統から見た効果

神　　経

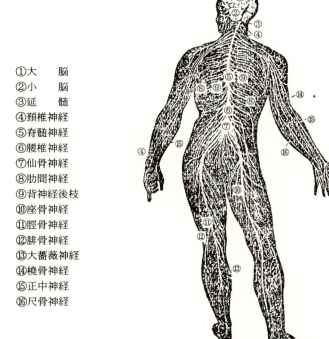

① 大　　脳
② 小　　脳
③ 延　　髄
④ 頸椎神経
⑤ 脊髄神経
⑥ 腰椎神経
⑦ 仙骨神経
⑧ 肋間神経
⑨ 背神経後枝
⑩ 座骨神経
⑪ 脛骨神経
⑫ 腓骨神経
⑬ 大薔薇神経
⑭ 橈骨神経
⑮ 正中神経
⑯ 尺骨神経

脊髄神経は大体図のような方向に分布している。
この療法の刺激も大体神経の方向に従っている。

　さて脳髄には大脳、小脳、延髄の三部があって、大脳は人間で最もよく発達している部分で、ほぼ半卵円形をしている。そして縦の溝で左右の両半球に分かれ、各半球は脳梁体という部分によって結び付けられている。大脳の内部は主に白質で、外層は灰白質である。この外層を大脳皮質部といい、表面には多くのひだがあって、

神経系統から見た効果　67

表面の面積を増大している。

　この白質部は大脳各部を連結する神経繊維、または大脳皮質部と他部の灰白質とを結びつける神経繊維の通路である。皮質部は表面のひだと溝によって数葉に区別されている。

　小脳は大脳の後下方に位して枕の当たるところに相当する。表面には数多の横ひだがあって、大脳に似て、内部は白質、表層は灰白質から成っている。そして白質部は深く灰白質部に入り込んで分枝して樹枝状になっている。

　大脳の下底は大脳脚というところに連なり、脳橋という部分を隔てて延髄に連続している。脳脚の背側には四丘体という部分と松果腺という内分泌の腺がある。また、両脳脚間にも大脳下垂体という内分泌腺がある。

　延髄は小脳の前方にあって脊髄がこれに連なっている。また、脳髄の下底からは12対の脳神経が出ている。その大部分は頭、顔（眼、耳、鼻、舌など）に分布しているが、第10脳神経、すなわち迷走神経はひとり肺や心臓、胃、小腸などに分布している。（図参照）

　次に延髄の下に連なる脊髄は長い円柱体であり、前後の縦溝によって左右両部に分かれている。その内部は灰白質からできていて、断面はH字形をなし、外部は白質で囲まれている。白質部は脳、脊髄間、または脊髄各部の間を連絡する神経繊維の通路である。

　この脊髄から出ている脊髄神経は31対あり、前後の両根が合して、おのおの脊椎（骨）の椎間孔（脊椎と脊椎との間の孔）を通って外に出ている。その前根（脊椎の内部の方）から出ているのは遠心性神経（運動神経）で、灰白質の前部から出て、四肢、躯幹の骨

68　神経系統から見た効果

格筋や、内臓、血管などに分布し、後根（脊椎の背中の方）は主に求心性神経から成り、四肢、躯幹の皮膚から起こった神経が入ってきているところである。ここに入ってきた神経は知覚をつかさどるものなので、これを知覚神経という。

　次に自律神経系（植物性神経または内臓神経系）の方を調べてみる。

　この神経には交感神経系と副交感神経とがあり、交感神経は節状索とこれから出る交感神経から成っている。

　節状索は脊柱の両側で縦に一列に連なっている24対の交感神経節とこれを縦貫する神経とから成っていて、頭蓋底から尾てい骨のところまで続いている。この交感神経節は多数の神経細胞を含んで、交感神経系の中枢をなしているもので、脊髄の前根によって脊髄と連絡し、さらに脳脊髄の灰白質に連なっている。すなわち交感神経の起源は脳脊髄の灰白質である。

　この交感神経は内臓のみならず全身の血管壁および内臓諸器官の壁をなしている平滑筋（内臓の筋肉）や粘膜のうちに終っている。これがすなわち末梢部で、この末梢部のうち、内臓の方の末梢部には脊髄神経と同じように求心性神経繊維と遠心性神経繊維があって、前者は交感神経の脊髄神経節から脊髄神経のうちに入っていて、内臓その他分布領域に異常のあった場合にはやはり脊髄の媒介を経て、皮膚とおなじように感覚を伝える（腹痛の場合など）。後者は分布区域の運動をつかさどる。ただし、四肢、および胴の皮膚血管にきている交感神経には求心性繊維がなく、直接脊髄神経から求心繊維性を受けている。

　交感神経の頭部および頚部に分布するものは、瞳孔を散大させたり、頭部の皮膚および特に耳殻、血管を収縮させたり、唾腺、涙

神経系統から見た効果　69

腺、口鼻咽頭の粘膜や腺、および皮膚汗腺の分泌作用をつかさどったり、皮膚の立毛筋を収縮させて毛髪を起立させたりする。

胸部の内臓に分布しているものは、胃や小腸、大腸、肝臓、膵臓、脾臓、および腎臓の血管を収縮させる作用がある。腹部内臓に分布しているものは、胃、小腸、大腸、肝臓、膵臓および腎臓の血管を収縮させる。また一般に皮膚に分布しているものは、動脈を収縮させたり、汗腺から汗を出したり、皮膚の起毛筋（毛を立てる筋肉）を収縮させる。

骨格筋の動脈に分布しているものは、血管の収縮をつかさどっている。以上によって交感神経が内臓や腺の血管の収縮運動をつかさどっていることが分かる。だから交感神経があまりに興奮しすぎるといろいろな内臓の鬱血が生じることが分かるだろう。そして大部分の内臓の病気は鬱血からきている。そのため皮膚から強い刺激を与えて、交感神経の異常興奮をとってしまうと鬱血が治るのである。

副交感神経はその起こりとか、経路とか、作用によって、頭部自律神経繊維と仙部自律神経繊維とに区別される。

頭部自律神経繊維というのは、脳神経中の動眼、顔面、舌咽頭、迷走、副神経などに伴って走り、末梢の不随意器官に分布する神経系を総称する。このうち、最も大切なのは迷走神経である。

眼に入っているものは、瞳孔括約筋および毛様筋という筋肉を収縮させ、咽頭に向かうものは、咽頭部の粘膜に血管の拡大および分泌繊維を与え、唾腺を分泌させる。

また心臓にいっているものは、心臓の搏動を抑制する。（交感神経は促進する）食道から胃、小腸に至るまでの運動ならびに制止の作用を行なう。

気管、気管支、および肺臓の平滑筋にいっているものは、運動作用と制止作用を行なう。胃腺および肝臓にいっているものは分泌をつかさどる。

　　　　脳神経の分布（脳神経と作用）
　　　　1.嗅神経－嗅覚
　　　　2.視神経－視覚
　　　　3.運動神経－①眼運動②瞳孔収縮③遠近調整
　　　　4.滑車神経－眼運動（上斜筋）
　　　　5.三叉神経－三枝に分かれる
　　　　　　　　　①顔・皮膚・口鼻粘膜の知覚
　　　　　　　　　②咀嚼筋
　　　　　　　　　③涙腺・顔面汗腺
　　　　　　　　　④味覚
　　　　6.外旋神経－眼運動（外直筋）
　　　　7.顔面神経－①顔耳諸筋②唾液分泌
　　　　8.聴神経－①聴覚②頭の位置覚と運動覚
　　　　9.舌咽神経－①味覚②舌・咽頭・會厭知覚
　　　10.迷走神経
　　　11.副神経
　　　12.舌下神経（舌運動）

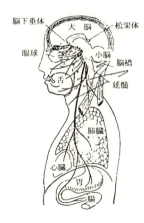

　　　　　　　　　迷走神経（および副神経）
　　　　　　　　　1.心臓、血管、消化管の伸縮調整
　　　　　　　　　2.胃液、膵液分泌
　　　　　　　　　3.發声筋
　　　　　　　　　4.肺、心、内臓求心性神経

脊髄および脊髄神経
　イ．灰白質部
　ロ．白質部
　ハ．運動神経
　ニ．知覚神経

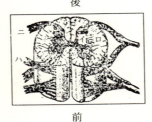

運動神経と知覚神経はここでは一つになっているが末梢ではまた別になっている。

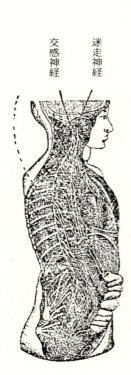

迷走神経
交感神経

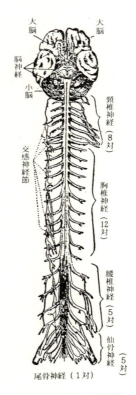

大脳
大脳
脳神経
小脳
交感神経節
頸椎神経（8対）
胸椎神経（12対）
腰椎神経（5対）
仙骨神経（5対）
尾骨神経（1対）

脳および脊髄の神経根
これは脳を下から見た図である。交感神経節は、向かって右側にも対照的にある。

72　神経系統から見た効果

次に仙部自律神経繊維は、全部骨盤内に走っていて、大腸中の直腸、肛門および膀胱などの平滑筋を収縮させる作用がある。すなわちその運動を促進させるのである。だから亢進性の病気の時は仙骨の部分の皮膚知覚領に刺激を与えると止まる。

　さて、これらの内臓神経は、皆やや間接（交感神経の場合）または直接（迷走神経の場合、仙部神経の場合）に脊髄に連絡し、したがってその脊髄に入っている皮膚の知覚神経とも連絡している。だから病気その他の関係で、内臓神経に異常興奮が起こると、その反応がそれら連絡のある部位の皮膚の上にも現われて、そこに一種の知覚異常（普通過敏になる）を起こす。

　その変化は迷走神経（頭部自律神経）の方は主として頭部に、交感神経および仙部自律神経の方は、四肢および胴体の皮膚にその変化を起こす。（仙部自律神経は足の後ろおよび裏）

　その変化の最もよく起こったところを捕らえて、そこから治療刺激を送ると、それが病気を起こしている内臓の部位に通じて、その病床を静めるのである。これに第1章、第2章で述べたような血液の方の効果が加わって理想的な治療ができる。

　このことを詳しく説明しよう。まず、右に述べたように交感神経は主として血管運動に関係があり、副交感神経は主として運動、分泌に関係している。

　また、副交感神経はいずれも固有の交感神経と拮抗的な作用をする。例えば副交感神経は瞳孔を縮小し、交感神経は散大する。また、迷走神経（副交感神経）は心臓の運動を抑制するが、交感神経の方は鼓舞する。また気管支は迷走神経によって縮小されるが交感神経は弛緩する。胃腸の運動は迷走神経によって鼓舞され、交感神経によって制止される。

神経系統から見た効果　73

なおまた、この交感神経、副交感神経のほかにも、胃、腸、および心臓、生殖器官には、それぞれ固有の神経中枢がある。腸壁にあるアウエルバッハ神経叢とか、マイスネル神経叢がそれである。しかし、これらも皆、交感神経および副交感神経に連なっていて、その媒介を経て、脊髄と関係し、また中枢とも関係している。

　さて、私たちが内臓の病気にかかった時は、病気のために交感神経、または迷走神経（副交感神経）あるいは仙部神経（やはり副交感神経）の緊張、興奮が起こるのだが、臨床上では迷走神経の緊張している場合と、交感神経の緊張している場合とを明白に区別することはなかなか困難で、大抵の場合は漠然と植物性神経系の障害（内臓神経の障害）として見られる場合が多い。

　しかし強いて言えば、迷走神経の興奮している状態はワゴトニーといって眼裂が大となり、流涙し、脈搏は遅くなり、呼吸性の不規則脈が起こり、胃腸管に痙攣状態が起こる。（胃痙攣、便秘）また、気管支に痙攣が起こり（喘息）、尿中にはリン酸塩、しゅう酸塩が現われ、エオジン嗜好細胞とかリンパ球が血液中に増してくる。頚動脈を圧迫すると脈搏が緩徐かつ小になる。

　また交感神経の興奮の場合はジンパチゴドニーといって、皮膚が蒼白または紅潮を呈し、白色の人工じんましんができ、瞳孔は散大し、眼球は突出して、脈搏は頻数となり、多尿、食事性の糖尿が現われ、その他アドレナリンという薬を目に入れると瞳孔が散大する。そして普通病気の場合は交感神経の方が興奮し、迷走神経が弱っている場合が多い。

　迷走神経の興奮剤としてはピロカルピンという薬があり、交感神経の刺激薬はアドレナリンである。ピロカルピンの作用が顕著であれば迷走神経が緊張しているし、アドレナリンの作用の顕著なのは

交感神経の緊張が亢進している。

　しかし、治療上にはそういう診断を下さなくても、皮膚から強い刺激（灼傷刺激は最も強い刺激である）を与えると、その刺激は一方では脊髄の後根から中枢に伝わって中枢を刺激して、中枢に「熱い」「痛い」という感覚を起こさせて、そこに強烈な覚醒を起こして、それが頭部自律神経、すなわち副交感神経の興奮を打ち消すか、あるいは鎮静しているときは興奮させる。同時にもう一つの道は、脊髄の後根から前根に伝わり、一つは運動する四肢、胴体筋肉の方にも伝わるが、一方、交感神経の脊髄節および仙部自律神経の方に連なっている道からその異常興奮を写し取る。すなわち交感神経の方が興奮しすぎている時は皮膚からの刺激は、それを消すのに働いて、迷走神経の方を反応的に興奮させる。ただし、迷走神経の方が興奮しすぎている時は熱いという中枢知覚領の興奮がそれを消すのに働いて、交感神経の方を興奮させるのだから、実によい具合に調節できる。

　しかも中枢部の方で「熱い」とか「痛い」とか感じるのは、どこから刺激しても中枢の知覚領に感じるのだから、迷走神経の方の興奮はそれで消される。交感神経の方も中枢と関係しているから、その興奮は皮膚刺激によって、よく取り去られるため、それに連絡のある皮膚の知覚神経の分布区域を選ぶ必要があるとともに、中枢のほうからも調節できる。後に述べる刺激部位の選定は、大体、このような標準に基づいてしているので、このことはよく考えておいて下さい。

　このことは生物電気の関係から研究してもよく分かる。すべての人間の神経（筋肉もだが）は興奮が起こっているところにはマイナス（陰）の電子が集まり、その反対のところにはプラス（陽）の電

大脳皮質の感覚領と運動領（大脳の左側面）
　▨ 運動に関係する－運動領
　▨ 身体知覚に関係する－体知覚領
　▨ 視覚に関係する－視領
　▨ 聴覚に関係する－聴領
　▨ 味覚・嗅覚に関係する

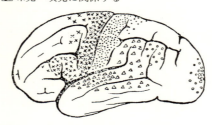

この領域に熱の感覚を感じ、この領域の興奮も内臓神経の方に反応します。

知覚神経の分布区域

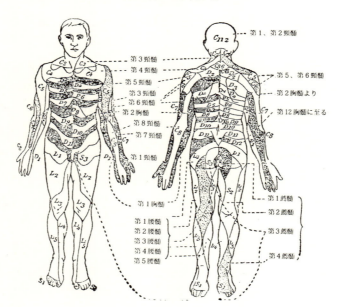

76　神経系統から見た効果

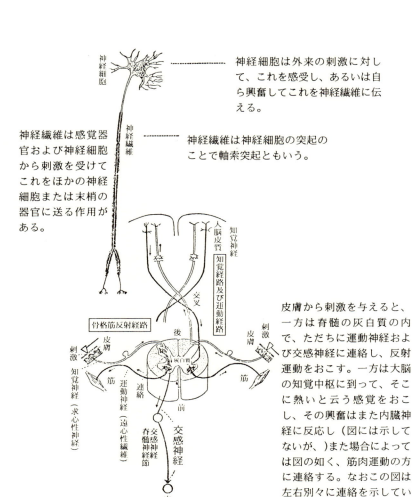

神経細胞は外来の刺激に対して、これを感受し、あるいは自ら興奮してこれを神経繊維に伝える。

神経繊維は神経細胞の突起のことで軸索突起ともいう。

神経繊維は感覚器官および神経細胞から刺激を受けてこれをほかの神経細胞または末梢の器官に送る作用がある。

皮膚から刺激を与えると、一方は脊髄の灰白質の内で、ただちに運動神経および交感神経に連絡し、反射運動をおこす。一方は大脳の知覚中枢に到って、そこに熱いと云う感覚をおこし、その興奮はまた内臓神経に反応し（図には示してないが、）また場合によっては図の如く、筋肉運動の方に連絡する。なおこの図は左右別々に連絡を示していますが実際は左右共にこのような二つの経路があるのですからご了解下さい。

知覚・運動・反射の各経路

神経系統から見た効果　77

子が集まってくる性質がある。交感神経の方が興奮しすぎて、迷走神経が弱っている時は交感神経の方には永続的に陰の電位が高まり、皮膚の方の連絡部位に陽の電位が高まる。それでそこに強い皮膚刺激を与えると、今度は皮膚の方に陰の電子が集まってきて、自律神経の方の興奮を中和するのである。（これは、てこの理屈でも説明できる）

　この関係がいわゆる知覚過敏帯として皮膚に現われる。この研究は、シデハム氏が研究し始めてからランゲ氏、マッケンジー氏、ヘッド氏などによってさらに深く研究されて、ヘッド氏帯と呼ばれるようになった。

　日本では、後藤博士がこの研究を追証し、このヘッド氏帯と鍼灸との関係を探究して、内臓疾患に関する主な経穴について研究し、これらの経穴はまったくヘッド氏帯、特にヘッド氏の最高点と一致するものであることを示され、鍼灸の経穴は古来経験上から得た皮膚における内臓知覚過敏帯、すなわち今日のヘッド氏帯にほかならないと説いて、痛覚過敏なヘッド氏帯に鍼灸を行なう時は、反射的にヘッド氏帯に一致する内臓の疼痛を減じるわけである。

　さてそのわけを、もう少し詳しく話すと、すべて脊髄神経節には脳脊髄神経系と植物性神経系という神経細胞がある。脳脊髄神経系に属するものは知覚細胞と名付けられる。この知覚細胞から出る神経繊維には末梢に向かうものと、中枢に走るものとがある。末梢に向かうものは、皮膚、筋肉、骨膜などに終り、これらの部分の知覚を受け入れる。中枢に向かうものは脊髄神経節から出て後根となり脊髄に達する。これと同様に交感神経系の求心繊維も、脊髄神経節から起こる。その神経細胞を連絡細胞という。これから出る神経繊維は、一は末梢に向かって内臓に終っている。しかし、中枢に向か

78　神経系統から見た効果

うものは図に示すように、直ちに脊髄に達しないで、交感神経の脊髄神経節中に存在する脳脊髄神経系の知覚細胞に終っている。

すなわち内臓からくる求心神経繊維は脳脊髄の知覚細胞を介して初めて中枢神経に達するものと認められる。

内臓疾患で起こった異常刺激は交感神経を伝わり、交感神経の内臓節を通過し、交感神経の脊髄神経節に入り、連絡細胞に達し、連絡細胞はこの刺激をさらに交感神経の脊髄神経節内の知覚細胞に伝える。知覚細胞はその神経繊維によって、この刺激を脊髄に伝達する。以上のように交感神経系の求心繊維と脳脊髄神経系の知覚繊維との間には密接な関係があるために、内臓疾患においては、その脊髄神経節に一致する皮膚に知覚異常が起こり、かつ脊髄神経節を

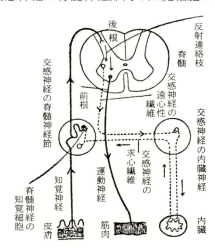

黒線：脳脊髄神経　点線：交感神経

刺激するために、帯状胞疹という一種のできものが現われることさえある。そして、このような知覚異常がヘッド氏帯にほかならない。

次に脊髄に入った知覚神経繊維は一個の反射連絡枝によって、前根から出る遠心性神経の細胞と連絡している。したがって、内臓の異常刺激は、この遠心性神経の細胞を興奮させて、その支配する筋肉の攣縮（ひきつり）を起こし、硬張を現わすこともある。虫様突起炎（盲腸炎）、胃腸潰瘍、胆石症などの場合の筋肉の攣縮はこの

神経系統から見た効果　79

例である。

　以上のような反射作用は内臓の異常刺激、もしくは個性に基づく神経興奮性の強弱によって種々の程度に現われる。

　異常刺激が強く、かつ持続する時には、内臓からくる刺激は中枢神経系の広範な部分に波及して、したがって知覚異常の領域および攣縮を来す筋肉も増してくる。そして甚だしい時は、脊髄の反対側の神経繊維にも波及する場合がある。また、交感神経とともに副交感神経もこの反射作用にあずかるが、副交感神経の方の皮膚の知覚変化は主として頭部、仙部だけに起こってくるので、範囲は幾分せまくなる。また、普通の炎症性疾患は主として交感神経の関係で皮膚を刺激すればよく、たとえその際、副交感神経の方の興奮が混じっていても、その痛烈な灼傷感が中枢に至り、中枢から反応的に副交感神経に治療刺激を通じさせるという便がある。（ただしこの際、圧の刺激を併用することは差し支えない）

　なおこの知覚過敏帯は必ずしも内臓の病気の場合にかぎらず、肋膜炎とか腹膜炎の場合にも軽度ながら、その周囲に知覚過敏帯が起こる。また筋肉や運動神経の場合にも同様、その周囲に起こり、また皮膚病の時もその周囲に知覚の変化が起こる。それでこの治療では、こういう場合には、その周囲から刺激する。（皮膚病の場合も同様）

　このように植物性神経系または脳脊髄神経系から反射的に起こる皮膚知覚異常は、主として痛覚および温覚ならびに冷覚の変化で多くは過敏となるが、まれに鈍麻の現われることもある。そして触覚の異常は比較的軽度である。また、深部知覚および反射現象、例えば腹筋反射の変じる場合もある。

　その検査は指で皮膚をつまんでみると分かる。あるいは針尖で検しても分かる。しかし、この療法では便利な治療器があるので、治療

80　神経系統から見た効果

器で刺激してみると、その過敏はすぐ皮膚発赤の反応となって現われてくる。だから、その部分を他の部分よりたくさん刺激すればよい。

　さて知覚異常の場合、その範囲において、特に過敏な部分を認める場合がある。これが最高点、圧痛点、または神経点と名付ける点で、よく脊髄の側方に現われるというが、実験の結果は必ずしもどこと場所を一定することはできない。

　しかし、知覚異常に留まらず筋痛を起こしたり、浮腫を起こした場合には、そこには物質代謝産物（分解物）が増し、他方において血液およびリンパ液の通過量が少なくなる。それで分解産物、例えば乳酸のようなものが、その局所に滞留して、知覚神経繊維に化学的刺激を与える。だからその場合は、反対にかえって皮膚、筋肉の異常が内臓の異常を誘発する。だから、脚気、腎臓病、心臓病などで浮腫の起こっている場合には、浮腫の起こっているところはやってはいけない。大抵の場合、背中なら安心である。また、筋肉の痛み、神経痛の時も痛みのあるところだけを刺激してはいけない。必ずその周囲、あるいはできれば背中の方からその周囲に及ぶところを刺激するのがよい。（心臓を中心としてすること。心臓に近い方を多く刺激すること）

　なお前にも述べたように、副交感神経（迷走神経）の興奮しすぎた時には、知覚異常は頭部に起こる。しかし、炎症の時は交感神経の興奮のために、迷走神経は反対に働かなくなっている場合が多いので、交感神経の興奮を皮膚刺激によって皮膚の方に取ってしまうと、迷走神経も反応的に働くものだから、後に示す刺激部位の選定には交感神経のそれぞれの部位に対応した皮膚の知覚神経の分布区域の方が多くなっている。ただし、迷走神経、仙部神経の場合も示している。すなわち腎臓病の場合の腎臓とか、子宮出血の場合の子

神経系統から見た効果　81

宮とか、胃痙攣の場合、胃潰瘍、胃がん、下痢、喘息のように、すべて胃腸や気管支痙攣の場合、または出血性の病および特殊な病気の場合には迷走神経の方が興奮しているので、頭部の知覚を刺激した方が有効である。ただし、その場合も普通の部位に刺激を与えても、熱いという感覚が脳の知覚中枢に起こることによって、迷走神経の方が興奮している時はそれが消されてしまうので、もちろん効果はある。（ただし、その幾分かが減少される。）注意して下さい。（子宮出血、腟痙攣の場合などはこの関係が仙部神経に起こる）それを図で示すと次のようになる。

なお、心臓に分布している交感神経に対応する皮膚の知覚神経の分布領域は、第3頸椎から第8頸椎まで。

同、肺臓の場合は、第3頸椎から第9胸椎まで。

（1）交感神経が興奮して迷走神経が弱っている時、交感神経の対応部位の皮膚から刺激をあえる場合。

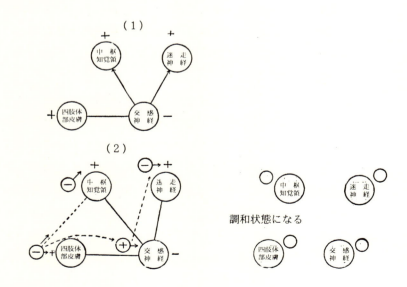

調和状態になる

82　神経系統から見た効果

(２)迷走神経が興奮しすぎている場合にそれに対応する頭部皮膚から刺激をあたえた場合

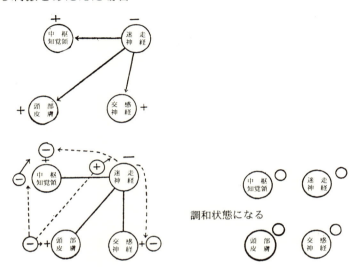

調和状態になる

　同、胃の場合は、第６胸椎から第９胸椎まで（左側だけ）。

　同、小腸、大腸の場合は、第９胸椎から第12胸椎まで。

　同、直腸の場合は、第３仙椎と第４仙椎。

　同、肝臓、胆嚢の場合は、第７胸椎から第９胸椎まで（右側だけ）。

　同、膵臓の場合は、第８胸椎から第10胸椎まで（左側だけ）。

　腎臓の場合は、器官の性質上、安静を旨とするため、迷走神経の方の部位（後頭部）を選ぶ。

　膀胱の場合は、第11胸椎から第１腰椎までと、寝小便とか出血とか結石の時は、第３仙椎と第４仙椎の分布区域を選ぶ。

　睾丸、卵巣の場合は、第10胸椎。

　子宮の場合は、第11胸椎から第１腰椎までと、出血その他の場合

神経系統から見た効果　83

には第2仙椎から第4仙椎までを選ぶ。（この場合は副交感神経の対応部になっている）

　また、迷走神経の反応のあらわれるのは大体頭部全体と考えてかまわない。

　念のため、交感神経と副交感神経の関係も再録増補しておく。

心臓（収縮作用）──────── 交感－促進　　副－抑制
肺、気管支の筋肉──────── 交感－抑制　　副－促進
胃（運動）────────── 交感－抑制　　副－促進
胃（分泌）────────── 交感－抑制（塩酸僅少を起こす）
　　　　　　　　　　　　　── 副－促進（胃酸過多を起こす）
腸（運動）────────── 交感－抑制
　　　　　　　　　　　　　── 副－促進（蠕動亢進、下痢嘔吐）
腸（分泌）────────── 交感－抑制　　副－促進
一般血管───────────── 交感－収縮（皮膚白色絞画症）
　　　　　　　　　　　　　── 副－拡張（皮膚赤色絞画症）
唾腺──────────────── 交感－濃厚液、分泌少量
　　　　　　　　　　　　　── 副－希薄液、分泌多量
一般新陳代謝───────── 交感－促進　　副－抑制
瞳孔──────────────── 交感－散大　　副－縮小
副腎のアドレナリン分泌──── 交感－促進　　副－抑制
膵臓のインスリン分泌──── 交感－抑制　　副－促進
膵臓の外分泌───────── 交感－抑制　　副－促進
肝、胆汁の分泌────────── 交感－促進　　副－抑制
甲状腺の内分泌────────── 交感－むしろ促進　　副－不明
薬物──────────────── 交感－アドレナリンに反応過敏
　　　　　　　　　　　　　── 副－ピロカルピンに反応過敏
直腸、肛門、膀胱──────── 交感－抑制　　副－亢進
生殖器────────────── 交感－抑制　　副－亢進

84　神経系統から見た効果

第4章 身体一般に関する効果

第1節 骨格と心療

　心療をする場合には一通り知覚神経の分布を知る必要があるが、それについては、神経の入っている脊髄の知識、それを包む脊椎のこと、また全身の神経は外からは大抵骨格を中心に探り得るものであるから骨格のことも一通りは知っておいて下さい。全身の骨格は次のようである。

　脊椎は頚椎、胸椎、腰椎、仙椎、尾椎に分かれ、その中から図のように脊髄神経が出ている。この図では便宜上、後根も前根も一つにしてあるが、その区別は既に述べた通りである。

　骨の病気にはいろいろあるが、骨折のときは、副木で応急手当をしてから、その周囲をこの治療で刺激して、化膿を防ぎ、回復を早くすればよい。

　脱臼の時も同様である。また骨膜炎、骨髄炎、関節炎、関節リウマチもこれに準じる。

　またカリエス（腐骨症）というのは化膿菌、結核菌によって起こり、骨質が破壊される病である。この治療では血液の方面から細菌を殺して、骨の方は再生を待つほかはない。

　蓄膿症は、上顎の骨の穴の中に膿がたまるものである。この治療をすると大量に分泌物が出て治る。しかし蓄膿症の診断は専門医にかかって下さい。

身体一般に関する効果　85

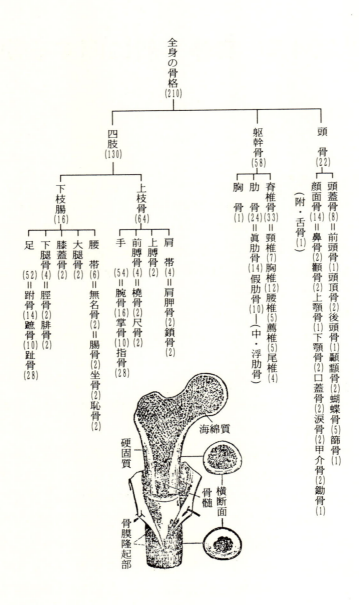

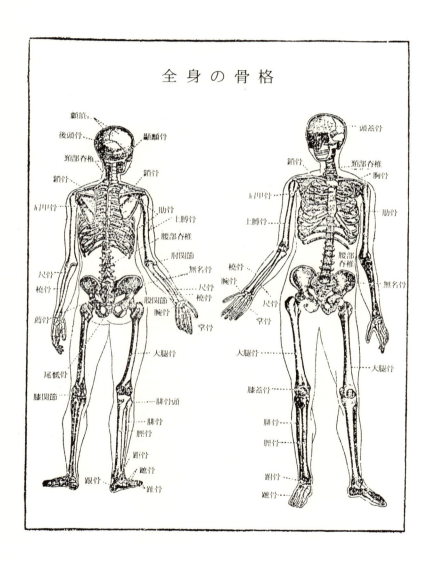

身体一般に関する効果

なお、脊柱湾曲症とか、くる病の治療には背中にこの治療をほどこすとともに、圧、運動によって治さなければならない。（注意－骨髄には血管、神経が通り、骨の外には骨膜という膜がある。骨髄の中で、この治療に関係ある白血球、赤血球がつくられる）

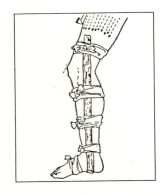

副木で骨折部の応急手当を施したあとに心療する。

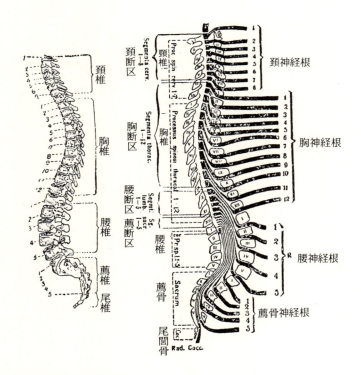

第2節　筋肉と心療

　筋肉は骨格についている骨格筋（または横紋筋－顕微鏡で見ると横紋が見える）と内臓の壁にある内臓筋の2種類ある。内臓の筋肉は主に平滑筋といって顕微鏡で見ると骨格筋のような横紋が見えない（平滑筋）。この筋肉には主として内臓神経が分布している。

　骨格筋の主なものは次の通りである。（筋肉の数は分類の仕方によっていろいろに数えられるが300ないし400である）（骨格筋の両端は細く伸びて、白色強靭な腱となっている。その中央部の太くなったところを筋肚あるいは筋腹という。この筋肚が収縮して骨を動かす）

　これらの筋肉にはそれぞれ脊髄から出た運動神経が通じていて、それぞれの運動をさせる。それは大体次の図のように脊髄から出て筋肉にそれぞれの作用を呈させるのである。

　それで、この神経が麻痺すると筋肉が動かなくなる。それが運動神経麻痺という病気である。これには知覚神経の方の刺激によって反射的に刺激を与えていくと、だんだん治っていく。また、この神経が炎症を起こした時にも知覚神経の方を興奮させるとその炎症が中和される。

　なお、鍛錬によってこれらの運動神経を習慣的に興奮させ、また、それと反対に走る知覚神経の方にも常に規則的な刺激を与えるならば理想的な健康体が得られる。

　筋肉の病気には蓄搦といって筋肉が急に縮んで急に伸びる病気があるが、そのひどいのが痙攣である。骨格筋の痙攣はその部位の周囲から刺激すれば治る。内臓筋の痙攣は迷走神経の異常興奮に関係するので、頭部を刺激する。

　筋肉リウマチは通常僧帽筋、三角筋、胸鎖乳頭筋、胸筋、肋間

身体一般に関する効果　89

末梢神経の起原及び官能

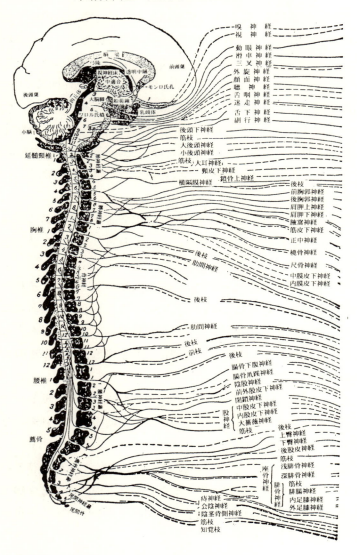

1　(a) 内眼筋（毛様神経節の箱入）即ち調節機を司る毛様筋並びに瞳孔縮小を司る瞳孔括約筋
　　(b) 外眼筋　即ち上眼瞼挙筋（眼の上直筋・内直筋・下直筋及び下斜筋）（眼球を上方・内方・下方に回転させる）
2　眼上斜筋（下外方に回転させる）
3　咀嚼筋　即ち咬筋・顳顬筋・翼状筋・顎舌骨筋並びに前二腹腹筋及び鼓張筋・口蓋張筋・口蓋挙筋のほか、涙汁分泌を司るもの
4　眼の外直筋（外方に回転させる）
5　容貌顔面筋　即ち前頭筋・環口筋・環眼筋・顴骨筋・頤筋・頚筋・耳筋・鎧骨筋・後二腹顎筋など並びに唾液分泌を司るほか涙汁分泌、口蓋筋に関与するもの
6　咽喉筋（収縮筋）環状甲筋・胃液分泌、心臓及び呼吸運動
7　舌筋・骨舌筋・甲状筋
8　喉頭筋（声音形成）口蓋咽頭食道筋（迷走神経と共に嚥下作用）並びに胸鎖乳頭筋（頭の側方回転並びに傾斜）僧帽筋（其の一部）（肩甲の上挙）
9　後直及び後斜頭筋並びに頂筋（頭を上挙し且つ回転させる）
10　前後深背筋・僧帽筋（其の一部）（頭及び頚運動）
11　斜角筋（肋骨挙上・呼吸運動）（頂長筋）
12　横隔膜（呼吸運動）
13　深頂筋
14　大胸筋（上膊をして前方に内転させる）小胸筋・鎖骨下筋
15　肩甲隅挙頭菱筋形（肩甲背側神経）（肩甲骨を内上方に牽引する）大前鋸筋（長胸神経）肩甲骨を固定し上膊と共に水平線上に回転させる
16　棘上筋（上膊を外方に上挙且つ回転させる）棘下筋・小円筋（外方に回転させる）
17　肩甲上筋・大円筋（内方に回転させる）濶背筋（上膊を後方に内転させる）
18　三角筋（上膊を水平線に上挙する）
19　二頭膊筋（前膊の屈曲及び回後）、内膊筋（前膊屈曲筋）烏喙膊筋
20　総指屈筋（橈骨側）（終末指節を屈曲させる）長屈拇筋（終末指節橈腕屈筋・回上円筋及び方形筋・長掌筋・手掌筋（膊指を反張させ第一指節を屈曲し、終末指節を伸展させる）蟲様筋第一第二稀に第三（第一指節を屈曲し同時に末指節を伸展させる）
21　三頭膊筋（前膊伸展筋）橈橈骨筋誤って長回後筋となす（前膊を屈曲且つ回前させる）　総指伸筋（第一指節の伸展筋）屈拇筋・拇指内転筋・短回後筋・橈腕屈筋及び尺腕屈筋
22　総指屈筋（尺骨側）尺骨屈筋小指内転外転筋・骨間筋（第一指節を屈曲させる）蟲様筋（第三及び第四）拇指内転筋
23　深背筋
24　肋間筋
25　深背筋（躯幹伸展筋）
26　肋間筋
27　背　筋
28　肋間筋・腹筋（外斜直腹筋）（腹圧）
29　背腰筋
30　横腹筋
31　提睪筋・横腹筋・斜腹筋
32　外閉鎖筋・内転股筋・薄股筋（内転筋）
33　腰筋（腰神経叢）内腹骨筋（上腿を挙上し躯幹を屈曲させる）四頭股筋
34　中臀廻・小臀筋（上腿を内転させる）鼓鞘張筋・梨子状筋・内閉鎖筋（外方回転筋）
35　大臀筋（上腿を伸展させる）
36　上小孖筋腱筋・状半膜状二頭筋・下脚を屈曲させる四頭股筋（外方回転筋）
37　前脛骨筋（足内縁を挙上させる）腓骨筋（足外縁を挙上させる）総指伸筋
38　腓腸筋・比目魚筋（足蹠屈曲）指屈筋後腓骨筋
39
40　小足筋（短屈曲筋骨間筋など）
41　挙筋内肛門括約筋・膀胱括約筋
42　肛門括約筋・会陰筋球海綿体筋など
43　外肛門括約筋

身体一般に関する効果　91

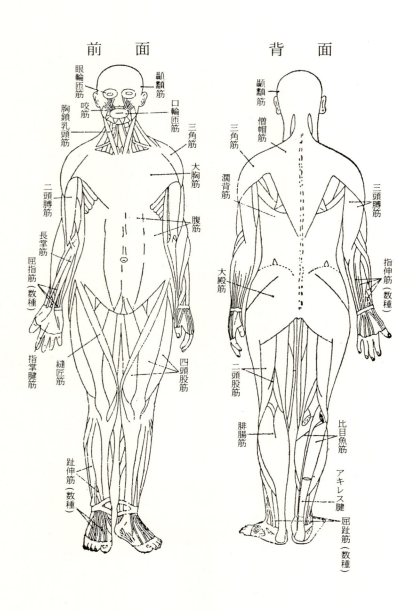

全身筋肉の図

筋、腰筋などを冒し、それらの部が腫れ痛み運動困難となる。この治療では、その周囲を刺激するとともに、その反対側をも刺激することを忘れてはならない。化膿性筋炎は身体のいずれかに癤瘡（芯のあるおでき）ができて、その膿菌が血行中に入って筋の炎症を起こす。おおむね悪寒、戦慄をもって始まり、病患部の筋肉が痛み、その部の感覚がすこぶる鋭敏となり、筋肉の働きは妨げられる。この治療では痛みの周囲から遠く取り巻いて刺激し、癒えるにしたがって範囲をせばめる。反対側の刺激も同じ。なお、灼傷刺激は、筋肉運動の疲労を回復することは樫田、原田両氏によって実験証明された。原博士もこれを裏書きされている。激しい運動の後、労働の後の心療がたちまち疲労を回復することは多くの人の実験するところである。

第３節　呼吸器、循環器と心療

　内臓は呼吸器、循環器、消化器、泌尿器および腺からなっている。呼吸器は咽頭（嚥下運動をするところ）喉頭、気管、肺臓よりなっている。気管支は左右にあって、右は太く短く、左は細くて長く、ともに外から異物が咽頭、気管、気管支に侵入すると、粘膜はその刺激を受けて、粘液を分泌してこれを包み、呼吸道にある繊毛上皮の上に生じている繊毛が運動して上方の一側に向かって急に屈して、その異物と混じった粘液を上方の繊毛に送って、自らはまた徐々に旧に復帰するので、上に送った粘液は再び自らに付けることはない。（この運動回数は１秒に10ないし20回）こうして喉頭に送られた異物を包んだ粘液は喉頭を刺激して、自然とせきをして痰となって出る。（注意－結核患者が誤って痰を嚥下した場合は、直ちにパン、ビスケットその他なんでも一塊の食物を摂取して、胃液を

分泌させて、喀痰中の結核菌を殺さなければならない。でないとこのために腸結核になる危険なしとしない）

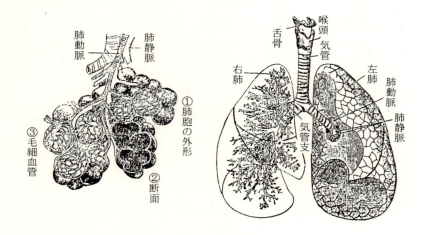

　咳嗽は一種の呼吸運動で、声門の閉鎖時に起こる強烈な反射性の呼息である。声門が突然閉塞したために、腹筋と内臓を圧して横隔膜に及ぼし、ひいて肺内の空気に強圧を加えて閉ざしている声門を打ち開いて、この時固有の音響を発して気道の粘膜に接触している異物を排出するのが咳嗽である。そしてそれの起こるのは粘膜と異物と一定の蒸気などが喉頭粘膜の感覚神経を刺激する時だが、また、気管、気管支および肋膜が刺激される時にもこれを発するものである。

　次に肺臓は胸腔を満たしている左右一対からなる大きな弾力性の器官で、心臓の両側にある。肺臓はその全形が縦断した円錐形に似ている。そしてその先端は丸みを帯び、通常鎖骨より１寸ないし１寸５分上方に出ている。これが肺尖である。

　肺臓の内面は陥没して心臓に接触し、その中央に縦の凹窩があ

る。これから気管支と肺動脈が入り込み、肺静脈が出ている（これが肺門部である）。

　肺臓の外面すなわち肋骨面は凸隆して胸壁にぴったり合い、その下面すなわち基底はくぼんで横隔膜という胸と腹とを境している筋膜の上面に接している。

　左肺の表面は深い斜めの溝によって二葉に分かれ、右肺の表面は三葉に分かれている（右肺は左肺より短大）

　肺臓の表面と胸壁の内面とを被うものが肋膜（胸膜ともいう）である。二枚の漿液膜嚢で内皮細胞からなり、結締組織と弾力繊維網とを有している。

　肋膜の内葉は肺の外面を被い、最も薄いものである。また、その外葉は全胸壁の裏面を被ってやや強厚である。この内外の両葉の間に小量の滑液があって、肺の運動を滑らかにする作用がある。

　肺臓の実質は海綿様で弾力があり、無数の小気管支と、小気管支の樹枝状となって分岐しているところについている多くの肺胞というふくろからなっていて、その間に血管とリンパ管とがあって、弾力繊維に富んだ結締組織によって互いに連結されている。この肺胞で血液がガス交換を行なう。肺胞の壁はまことに薄く0.132ミリくらいの厚さである。

　肺臓はこのような肺胞が幾千万となく集まってできているので、これにまといついている毛細血管はここで空気とふれて静脈血を動脈血にするのである。

　呼吸運動というのは、肺胞内の空気を交換するために、胸郭と横隔膜とが拡張したり、収縮したりすることを反復する運動である。

　この運動をつかさどる筋肉は横隔膜（一種の板状の筋肉）と肋骨筋（肋骨の間にはっている筋肉）である。

身体一般に関する効果　95

呼吸の数は年令、運動、睡眠、発熱、精神感動によって増減するが、その数は成人の男子では1分間に約16ないし18である。4脈拍に約1呼吸である。

　新生児では1分間に62〜68、1歳で44、5歳で26、15〜20歳で20、20歳ないし25歳で18、25歳ないし30歳で16、30〜40歳で17、40〜50歳で19で、高齢者は呼吸数が少し増す。

　呼吸の量は安静時で1回、280〜800、平均500立方センチメートル（約2合8勺）である。

　心臓のことは既に述べた通り。

　呼吸器、循環器の病気の主なものを述べよう。

　鼻カタルは感冒、その他の原因で、鼻腔にかゆみ、くさみを発し、粘膜が腫れ、鼻腔を閉じ、多量の鼻汁を出す。水鼻である。これはしかし次第に粘液性を帯び、膿性となり、分泌が止まる。これには心療の刺激は発汗を促して治す。

　鼻血は心療により後頭部を刺激すると止まる。

　咽頭カタルは、温罨法と心療の刺激で治る。

　喉頭カタルも同様である。

　扁桃腺肥大症（扁桃腺というのはリンパ腺に似たもので咽喉の付近、すなわち軟口蓋、口の天井の弓のようになったところの間にある口蓋扁桃腺を主にいう）扁桃腺にはいろいろな病原菌が入りやすいので、この治療で根治しなければならない。この炎症のため発熱することがあるが、この場合は少しくらい熱が高くてもどんどん心療すれば必ず治る。

　気管支カタル、これは感冒、その他の原因で起こる病気で、気管支の粘膜が収縮し、次いで鬱血し、そのため粘膜の分泌が亢進するものである。

96　身体一般に関する効果

悪寒、発熱、激しい咳嗽を伴う。また、痰を吐き、食欲が減じる。心療は肺の部位に行なうとよい。温罨法を併用するとよい。

感冒は一般に急に寒冷にあったために皮膚が収縮し、発汗を妨げ、その結果体温の調節を欠いて、その影響が呼吸道の粘膜の炎症を惹起したものである。

くしゃみ、悪寒、発熱、鼻汁、咳嗽、痰を伴い、咽喉が痛む。これも温罨法をして心療を肺の部（手だけでもよい）にやれば治る。

肺炎、これには2種あって、カタル性肺炎というのは気管支のカタルが次第に肺胞に波及して起こったもの、クループ性肺炎というのは肺炎重球菌という細菌の寄生によって起こるもので、左肺より右肺に起こりやすく、患部はカタル性のものより広くなっている場合が多い。悪寒、戦慄を覚え、40度以上の発熱を起こし、呼吸数は倍加し、胸に刺すような痛みを感じ、全身はだるく、食欲はなくなり、口は乾き、咳嗽がしきりに出て血痰が出たりする。経過がよければ5～9日で解熱する。胸をエキシカで湿布し、肺の部（上腕内部）から心療し、かつ黒い鯉の生き血（目玉か背骨の内から取ったもの）を飲むとよい。

気管支喘息、これは痙攣性の気管支カタルのことである。迷走神経の興奮に関係があるから、後頭部から刺激すればよい。呼吸困難、呼吸の笛声を発し、またしきりに胸内苦悶を感じる。

流行性感冒、これはインフルエンザ菌による病気で、悪寒、戦慄を起こし、発熱40度におよび1週間くらいの経過で漸次よくなる（ただしそれ以上のこともある）やはり湿布して肺の部を刺激すればよい。

ジフテリア、ジフテリア菌による急性伝染病でも、咽頭、咽喉、気管支の鼻腔に白色の膜ができ、全身倦怠を感じ、発熱40度に至

り、扁桃腺が腫れて赤くなり、声はかれる。心療はこれの予防となり、また経過をよくする。

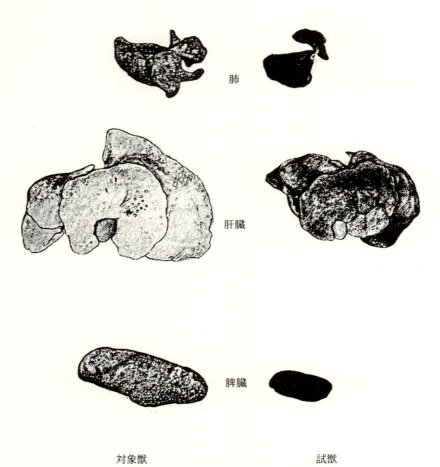

対象獣　　　　　　　　　試獣
原博士の実験図

一カ月程灼傷刺激をつづけたモルモットと（右）それをしなかったモルモット（左）に結核を感染させた結果は、刺激をあたえたものは、あまり異常を見せない。（右）で刺激をあたえなかった方は著しく侵されている。（左）

百日咳、これは小児の喉頭を冒す伝染病で、2歳～5歳の小児に多く、飛沫伝染をする。痙攣性の咳嗽を出す。心療はこの病にもよく効く。

肋膜炎（胸膜炎）は肋膜に起こる炎症で、この膜の間に滲出液の溜るものと、全く滲出液を失って、内外2枚の滑動が妨げられるものとがある。前者は滲出性肋膜炎、後者を乾性肋膜炎という。突然39度内外の高熱を発し、右胸部か左胸部に刺痛を覚え、日に日に呼吸困難を増してくる場合には肺炎でなければ大抵肋膜炎である。絶対安静を命じ、肺の部から心療すればよく治る。

肺結核、結核菌が肺を冒して発する病気で、肺の先端を冒したものが肺尖カタル、肺臓の下葉から発病したものが肋膜肺炎といわれる。小児の腺病は肺門部のリンパ腺の結核である。

顔色蒼白、あるいは頬のみの紅潮、疲労感、寝汗、午後から夕方にかけての軽熱の連続を伴う。

肺結核に心療は最もよく効くが、回復までには長い時日を要することは覚悟してもらわなければならない。にんにく、ねぎなどユリ科のものを食し、精神を安静にして心療を続けるならば必ず治る。原博士は動物に別図のような実験をし、灼傷刺激が結核（ただに肺結核のみならず）の治療に有効であると証明している。

また、循環器の疾病の主なものは次のようである（ただし心療に適応するもの）。

貧血は、赤血球の減少によって起こる。いろいろな原因があるが赤血球を増加する心療がその最良の療法であることはいうまでもない（背中をすればよい）。

壊血病は野菜を摂取しないために起こる病気だから菜食をすすめて心療すれば治る（背中をすればよい）。

身体一般に関する効果　99

膿毒症は身体中の化膿している部分から病毒を全身に送り、身体至るところに炎症や化膿を惹起するものである。心療により白血球を増すとともに医師の指導を受けなければならない。

敗血病は創傷または炎症部から腐敗黴菌またはその産出した毒が血中に入って起こる病気である。療法は前と同じ。

血友病は遺伝病で微小の傷でも出血すれば止まらない病気である。心療で常に繊維素を増し、副腎に刺激によりアドレナリンの産出を促すようにするほかはない。

アデノイドのことは前に述べた。腺病のことも述べた。

浮腫は皮下にリンパ液の溜ったもので、しまいにはそこに毒ができるから、心療の時は浮腫のあるところを刺激してはいけない。

心臓病は、心臓の内膜を冒す心臓内膜炎と、心嚢を冒す心嚢炎、心臓の実質の病気である心臓肥大症、心臓拡張症、脂肪心などと、心臓の神経性疾病である心悸亢進症および絞心症（狭心症）のようなものである。

心臓病を誘発するもののうちで最も注意すべきは、急性リウマチ、脚気、（慢性の）腎臓病、動脈硬化症、ヒステリー、神経衰弱、梅毒、酒、タバコの乱用、過度の労働などである。

心療は心臓病に特効があって、肺、心臓部からの刺激が実によく効く。

その他、動脈硬化症、血圧亢進症、（脳溢血）脳出血、脳貧血、脳充血、鼻血等にも心療はよく効く。ただし、中風は発病後２週間以内くらいのものでなければ効果はないようである。

ただし、中風の予防としては心療は最も確実な効果を奏する（アドレナリンを増す）。

100　身体一般に関する効果

女子における膀胱と子宮との関係

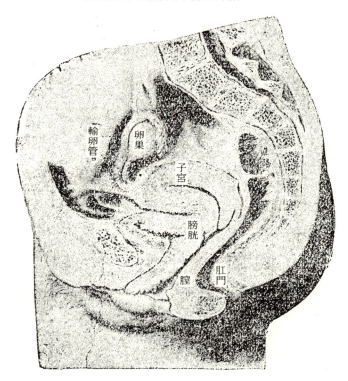

　乳頭の先端は単一なものと分岐しているものとがあって、乳頭はほとんど全身に散布し、平均1平方インチに80個くらいある。手掌、足蹠（つちふまず）などには極めてたくさんある。
　そしてある乳頭には毛細血管のみがあり、ある乳頭には知覚神経の末端がある（手指などの末節の渦はこの乳頭が外表にあらわれたものである。指紋である）真皮の深層に網状部があり、毛根、汗腺、皮脂腺がある。真皮はこれを分類すると

真皮 ┬ 乳頭部 ┬ 毛細血管を含んでいる乳頭
　　　│　　　└ 知覚神経の末端を含んでいる乳頭
　　　│
　　　└ 網状部 － 毛根、汗腺、皮脂腺を含む

　皮脂腺は、皮膚、毛髪を柔軟にし、その光沢を保たせ、また皮膚の乾燥と亀裂を防ぎ、毛髪に弾力性を付して、その折れるのを防ぎ、また皮膚を柔軟にし、水のための膨張を防ぐ。そしてまた、黴_{ばい}菌_{きん}の発育を制止する。乳腺は皮脂腺の変化したものである。約20個の腺葉に分かれ、これらは結締組織で結束され、また脂肪によって埋没され、各腺葉には輸乳管があって、それが集まって乳胞となり、乳汁を貯え、ついに乳頭（乳首）に開いている。

　汗腺は汗を分泌するところである。汗の分泌を支配する中枢は、延髄とその下にある頸髄および胸髄にあって、中枢から汗腺におもむく興奮の通路は交感神経を通じて来ている。

　高温や、運動や、激しい刺激は発汗中枢を興奮させて、汗の排泄を高める。心療ではよく汗の排泄が増す。（心療の刺激はすべて排泄系統を刺激して排泄をよくし、体内の毒をできるだけ外部に出すように働く。だから心療のため発汗量を増したり、便通やあかや痰や涙や嘔吐の現象が起こるのは自然療法として当然の現象なので、決して心配に及ばない）

　かつ心療はこれら排泄作用を増進することによって、体温を調節し熱を下げる。

　すべて液体が蒸発するときは熱を奪い去るものだから、体の表面から蒸発する汗の分量の増減によって、奪われる熱の多寡を来すわけである。そのため夏日炎暑の際とか、もしくは熱い蒸気機関の側で働くとか、もしくは激しい労働の後などのように体内に多量の熱

104　身体一般に関する効果

が発生すると、皮膚は弛緩し、その部の血管は拡張して、汗が流れ出て体温を低下させる。もしこの作用がないと、私たちは増加する体温のために、ついには生命を失ってしまうのは当然である。

　病気の場合、体温が39度、40度もしくは41度に昇る時は、既に重病であり、また実際体温が42度以上に昇ることはめったにない。これに反して酷寒の時に体温が外界に奪われていくのを放置しておくと、私たちは死んでしまう。この時は交感神経の作用により皮膚は収縮し、したがって血管も収縮して発汗量を少なくして体温の低下を防ぐ。

　体温の調節に関係のあるのは、汗腺のほかに呼吸と皮膚の伝導作用などである。

　なお汗の成分中には既に述べたように、水分のみならず食塩、尿素などを含有するほかに、小量の尿酸、アンモニアなどを含んでいるので、汗の排泄は腎臓の尿排泄の作用を補助することになる。この意味で発汗を助ける心療は、また腎臓病にもよく効くわけである。しかし、越智博士によれば、従来行なわれた艾灸を従来行なわれた腎兪にすえる時は、かえってたんぱく尿が増すといわれている。ただし、水灸は差し支えないとのことである。思うに腎臓病の場合は、迷走神経の方の興奮が起こりすぎることがあるので、主として後頭部（要すれば頭部、胸部）に灼傷刺激を与えるのがよいと思う。（高熱の場合は何病によらず、この部がよいと思う）

　皮膚は全身を保護し、かつ体内に細菌の侵入するのを防ぎ、かつ水の通過を防ぎ、固有の弾力と皮膚の下にある脂肪組織によって外部よりの圧迫と衝突を和らげる。また、表皮の粘液層にある褐色素は神経に有害な紫外光線を吸収して皮下に入らないようにする。

　かつ毛髪は打ち傷、衝突、摩擦を防ぎ、まつ毛、鼻毛、耳毛は塵

身体一般に関する効果　105

埃の侵入を防ぐ。また爪は指趾の先端を保護し、皮脂は皮膚の乾燥と亀裂を防ぐ。

　次に皮膚は肺のごとく、外呼吸を行ない、僅少ながら酸素を摂取し、炭酸ガスを排出する。私たちの皮膚は肺の180分の1の酸素を摂取し、また202分の1の炭酸ガスを排出する。またその他汗腺から汗を分泌する。加えるに前に言った体温の調節作用があり、また水に溶解した諸塩類は極めてわずか吸収し、脂肪やこれに溶解した物質は割合に容易に吸収される。これによって皮膚を刺激するこの療法が実に意義深いものであることが分かるであろう。

　また皮膚には4種の感覚がある。温覚の器官は冷覚器官よりも深部にあるので、温覚の反応は冷覚の反応よりも遅い。痛覚の器官は痛点であって皮膚面1平方センチメートルに約200個以上数えられる。上皮内の遊離神経末端およびメルケル氏触細胞がすなわち痛点をなしている。痛覚は筋肉内臓の深部においてもあるが、それは鋭敏ではない。

　圧覚、触覚の器官は圧点、触点であって、皮膚面1平方センチメートルに900ないし300個の割合で散在している。マイスネル氏小体、パチニ氏小体、および毛根の神経末端は圧点の本体と見られている。圧点は唇頭、指端、舌尖、前額などに最も多く分布し、これらの領域は圧覚が最も鋭いのである。圧点はまた触点といってもよい。

　温覚の器官は温点であり、ルフィニー氏神経末端がそれであろうといわれている。これは皮膚面1平方センチメートルに1個ないし1.5個の割合で散在している。

　冷覚の器官は冷点であって、これは皮膚面1平方センチメートルに約13個の割合に散在している。皮膚知覚点のうちで分布の最も密

106　身体一般に関する効果

なのは痛点で、圧点はこれに次ぎ、冷点はさらに少なく、温点は最も少ないのである。

また同じ感覚点でも局部によって粗密の差がある。温点および冷点は平生衣服におおわれている場所に密集していて、露出している部分は比較的まれである。ただし、痛点は全身を通じてほとんど一様に配列されているようである。

皮膚の感覚は一般に常識で考えているよりもはるかに複雑なものである。すなわち皮膚の表面は割に変化のないものであって、ただ接触の感覚を起こすだけのものと信じられ、一般に皮膚を器官とする感覚は触覚であると考えられてきたのである。しかし、1880年ころから、研究によって皮膚に4種の感覚があって、おのおのその質を異にしていると考えられるようになった。

その中の二つは機械的刺激によって生じるもので、これが圧覚と痛覚なのである。他の二つは温度の刺激によって生じるもので、これを冷覚および温覚と名付け、総称して温度感覚といっている。したがって熱覚は総合的感覚である。

温点検査器で温点を計った結果は、（フォン、フライによれば）全身に3万くらいだという。冷点の方は全身に25万個あるそうである。

さて、体温と同じ温度を有する針金で刺激を与えても皮膚には何らの感覚も起こさない。この温度は表皮の固有熱に相当するもので、これを生理的零点という。この点は摂氏30度付近にあるもので、身体の順応している温度いかんによって、少しくらいの高下は免れない。低い時は28度もしくはそれ以下から、34度もしくはそれ以上に昇ることもある。そして、この生理的零点以下の温度をもって刺激すると冷の感覚が起こり、それ以上の温度をもって刺激する

人類の皮膚における諸種の神経およびその末端
　イ.表皮
　ロ.発芽層（マルピギー氏）
　ハ.神経繊維層
　ニ.皮膚神経
　ホ.毛髪および毛鞘
　ヘ.皮脂腺

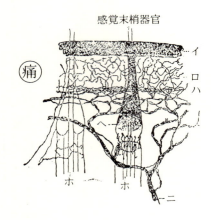

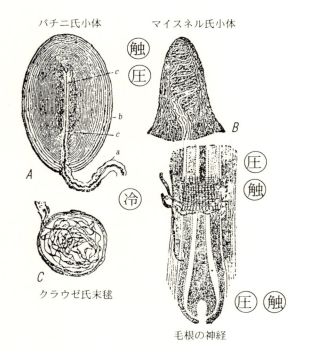

108　身体一般に関する効果

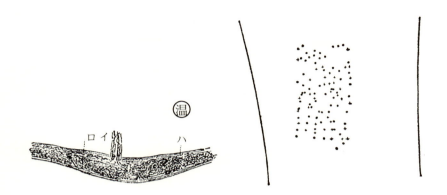

ルツフィニー氏神経末端
　イ．神経繊維
　ロ．軸索突起の分枝
　ハ．結組織鞘

温点および冷点
前腕手掌面におけるもの、図点は摂氏41度～48度において検した温点、十字点は同10度における冷点

と温覚が起こる。

　しかし、温度がずっと下がって12度以下になると痛みの感覚も興奮して、灼くような、咬むような冷覚を生じる。また温度がずっと上って45度以上になると、温覚は熱の感覚を生じる。

　物理的には温度の上昇は、単に程度の差にすぎないのだが、心理的には温から熱に移るところに判然とした境界がある。これは刺激が40度以上になると温点のほかに冷点を興奮させる。だから40度以上の熱の感覚は、温覚と冷覚の複合したものである。そしてこのような40度以上の熱によって生じた冷覚は、本来の冷覚と似てはいるが、温度の高い刺激によって起こるものだから、フォン、フライはこれをえせ冷覚と名付けた。

　次に50度以上に上ると、さらに痛みの感覚が加わって灼くような

身体一般に関する効果　109

熱さを感じる。だから50度以上の高温刺激は冷と温と痛という三つの神経末端の興奮が相結合して熱の感覚が生じるのである。

　ついでながら、体温について一言する。熱が出るのは体内の異化作用（分解作用）によって身体の物質が使い減らされる時、体成分の酸化と分解から生じるエネルギーが熱に変化する。（すなわちその４分の１は作業力となって残りの４分の３くらいが熱になる）

　さて、この身体から消散される熱の約８割は皮膚の表面から出ていく。（３分の２は伝導輻射により、３分の１は蒸発作用によって）

　この体温の調節は、脳髄にある温熱中枢がつかさどるものである。心療の刺激はよく温熱中枢を覚醒して、温度の調節作用を盛んにする。（また心療は汗の分泌を促しても調節する）

　なお以上排泄系統の病気の主なものは次のようである。

　腎臓炎（急性腎臓炎、慢性腎臓炎、萎縮腎、尿毒症）は、腎臓に炎症を起こし、腎臓が尿を排泄する機能が不完全となったものであって、このために尿に変化を来し、余分の水や有害な物質が身体内に滞り、血液もその常態を失って、身体全般にわたって重大な異常を起こす。

　腎臓炎の原因は扁桃腺炎、ジフテリア、流行性感冒、急性関節リウマチ、肺炎、チフス、丹毒、結核、湿疹、リン鉛、砒素、石炭酸、昇汞（塩化第二水銀）、しゅう酸、テレビン油などの中毒、非常に強い利尿剤の中にある毒にあたった時、梅毒、血管硬化症、強い酒の過飲、芥子、わさび、胡椒など強い刺激嗜好品の過用、心臓病などである。

　腎臓炎では全身に浮腫を生じ、それが顔面ことにまぶたにきて、次いで全身に及び、下肢や生殖器において甚だしいのだが、その浮

110　身体一般に関する効果

腫の顕著でない時は病気に気付かないこともある。

　萎縮腎というのは慢性間質性腎臓炎のことである。尿毒症は腎臓の機能の障害または腎盂以下の尿道の疾患のため尿の排泄が減少し、または閉止したために起こるものである。頑固な頭痛、偏頭痛、めまい、視力朦朧、耳鳴り、筋肉痙攣などを伴う。食欲不振、悪心と嘔吐（はじめは食後、もしくは早朝に嘔吐し、後には日中空胃の際にも嘔吐する）またわずかの身体運動で鼻血を出すことがある。

　心療を後頭部にすれば有効である。絶対に安静にし刺激品を去り、りんご、アスパラガスなどを食する。（禁酒）

　膀胱カタルは膀胱の粘膜が過敏となり、膀胱の収縮する時に疼痛を発するので、突然激烈な尿意を頻発し、放尿の際に痛み、尿は常に膿と粘液と細菌を有し、時々たんぱくと血液を混じる。淋菌、尋常大腸菌、醸膿性ブドウ球菌、同連鎖状球菌、結核菌などが原因となる。膀胱粘膜の損傷部から、これらの細菌が入るのである。（誘因、下腹の感冒、尿の蓄積、尿道炎の波及）下腹部を温罨法をして心療をすると必ず癒える。

　膀胱結石は、多くは腎臓内にできた結石が膀胱を下降して止まり、これに尿中の結晶性成分が沈着して尿道を通過しがたいようになってできる。はじめから膀胱内に生じるものもある。痙攣性疼痛が起こった時は後頭部を刺激する。

　遺尿症は、尿意を自覚しないで尿を漏らすものである。新生児では、膀胱は紡錘形をして完全に発育していない。また、排尿に関する神経の発達も不完全である。その位置が普通の位置に下ると、その発育も一通り備わり、機能も十分になるので、自然遺尿も止まるのである。学齢期を超えて、なお遺尿する時は病気だから遺尿症と

いうのである。

　夕食後の飲料を止め、刺激性またはガス含有の飲料を禁じ、就床前に排尿をさせ、夜間起こして1回排尿させて、適度の運動をなさしめ、心身の過労を防ぎ、心療を続けるならば必ず治る。腰髄神経の部を心療なさい。

　糖尿病は糖分（ブドウ糖）の多量が尿中から排泄される慢性の新陳代謝病である。この病気にかかると尿の分量が著しく増加して、比重を増し、（1.3〜1.06に達する。普通は1.01〜1.02）かつ長い間、泡沫を生じるとともに、血液中にたくさんの糖分が増し、しきりに湯茶を欲するようになり、食欲はあっても消化したブドウ糖は糖原質となって肝臓や筋肉の間に貯えられるために身体はやせていく。この病気は全身の病気である。（ことに神経作用と極めて密接な関係がある。膵臓と糖尿病は極めて密接な関係があって、膵臓から出るインスリンという分泌物は糖尿を止めるという）

　精神を安んじ、膵臓の部に心療して下さい。（交感神経の興奮はインスリンの分泌を抑制する）食物には脂肪の多いもの、卵、豆腐、油揚げ、キュウリはよい。また脂肪を炭水化物とともにたくさん摂ればよい。鶏卵もよい。

　皮膚の傷の時は殺菌ガーゼをよく清潔にした手で持って傷の上を被い、傷口の周囲（中に入れずに）ヨードチンキを塗っておく。

　漆まけの時は、小量の時は荏油か樟脳油でぬぐい、両手をソーダ水で洗い、多量についた時はソーダ水60度くらいのもので洗い、またカニと杉の若葉を煎じた湯に入浴してよく洗浄するとよい。

　湿疹は、俗にくさというもので、滲出性素質のある人によく起こる。皮膚粘膜の炎症である。心療でよく癒える。全身的な湿疹でも不思議に癒える。塗抹薬としては、ほう酸末1グラム、酸化亜鉛1

グラム、単軟膏（黄蝋1分、ごま油2分）1グラムを練って用いる。

その他、伝染性膿痂疹（とびひ）の場合は、一度入浴するとたちまち全身に広がるので、直ちに包帯して、他に汁のつかないようにし、水泡をつぶし、オキシフルやアグフラービンなどの消毒薬をガーゼや脱脂綿にしませ、拭き去り、その後へ亜鉛華でん粉や、シッカロールをたくさんつけておいて、心療を周囲からすれば直ちに癒える。

糠粃疹（はたけ）は、白癬（しらくも）の一種である。白降汞軟膏（はっこうこうなんこう）を塗っておいて心療すればすぐ治る。白癬の場合も同様。

頑癬（たむし）は、やはり細菌寄生による皮膚病である。サリチル酸5グラム、アルコール50グラムを塗布するか、硫黄の湯に毎日入って心療すれば必ず治る。

癜風（なまず）の時は、カリ石鹸でよく洗い、サリチル酸2.5〜5グラムをアルコール50グラムに溶かしたものを1日2回くらい塗っておいて、日に何回でも心療なさい。

禿頭病（とくとう）には予防に役立つくらいなものである。

汗疱疹（みずむし）の時はほう酸ワセリン、ほう酸水、ヨードチンキ、亜鉛華油などを塗っておいて心療する。メンソレータムのようなものを塗っておいて心療してもよい。必ず治る。

できもの（おでき）のできた時、癤（根ぶと）のできた時は、必ず遠巻きにして、できものの芯に触れてはいけない。

凍傷（しもやけ）、ひび、あかぎれの類は心療でよく治る。

その他、夏日斑、雀斑（そばかす）、面皰（にきび）など、ならびに多汗症、寝汗、汗疹、腋臭（あせも）（わきが）、さらに座瘡（ざそう）、褥瘡（じょくそう）などの治療にも心療は十分役立つ。

じんま疹は血管運動神経の障害が関係しているので、この治療が

当然有効である。

　丹毒の場合は伝染病で、かつ急激な変化をとるので、医者の手当
を受けて、心療を併用しなさい。

　破傷風、ペストも同前。

　心療は単純な慢性皮膚病には薬の効かない時でも、実によく効
く。ぜひ家庭で試みて下さい。

第5節　消化器（ならびに内分泌器官）と心療

　口腔、舌、歯、唾液腺、咽頭、食道などは胃に至るまでの消化器
の部分である。

　口腔は食物を入れ、舌は食物を歯に送り、また嚥下させ、歯はこ
れを咀嚼し、唾液腺は唾液を出して消化を助け、咽頭は嚥下の運動
により、食物を食道に送り、かつ食道はこれを胃に通じる。

　胃は上端に噴門があり、下端は幽門という。全体は漿液膜、筋層
および粘膜からできている。筋層は外層が縦走、中層が輪状、内層
が斜走で、迷走神経の刺激によって運動する。

　粘膜は胃の内面を被い、帯紅色の膜で、その表面は円柱上皮とい
う上皮でできていて、粘液を分泌する。その下に軟らかい繊維性の
結締組織からできている固有膜があって、その膜の間に胃腺があ
り、固有膜の下には粘筋膜という微細な平滑筋層があって、腺の間
をつめている。（胃の粘膜の表面には縦走している強い皺襞と横走
している弱い皺襞とがあり、その間に胃腺の開口部がある）

　胃腺からは胃液が出て、胃液中のペプシンは遊離塩酸とともに働
いて、たんぱく質を消化して、これをペプトーンとする。また、塩
酸はペプシンの活動を促し、不溶解性のたんぱく質を膨張させて、
ペプシンの働きやすいようにする。また、食物中の細菌を殺す。そ

114　身体一般に関する効果

の他、胃液中のラップという酵素は乳汁に働いて、これを凝固させるともいう。

　胃液は食物が入らねば分泌しない。なお胃内に入った食物は30分くらいすれば胃から出る。

　胃にはまた水に溶解した塩類、糖類、ペプトーン、アルコール、アルコールに溶けたものなどを吸収する作用もある。

　次に腸は著しく迂曲している長管で、身長の４倍半くらいの長さである。小腸、大腸の二つがある。

　小腸には十二指腸、空腸、回腸の区分がある。いずれも外部には漿液膜があり、その下に筋織膜（筋質膜）という膜があって、外層は弱い縦走筋層、内層は強い輪状筋層がある。そして最内部には粘膜がある。

　また十二指腸の粘膜下組織には十二指腸腺という腺体がある。

　小腸の粘膜には絨毛という無数のビロード状の小突起がある。絨毛の外囲は一層の柱状の上皮層であり、その内部の中心には乳び管があって、この管と上皮層の間に、輸入動脈と輸出動脈とからなる毛細血管網がある。そして乳び管は平滑筋繊維によって包囲されていて、この筋の収縮によって絨毛は短縮し、このために乳び管を圧迫して、この管中に吸収した乳びがリンパ管に流入するのを促す。

　この絨毛は十二指腸の下行部から空腸の部にわたって最も多く存在している。

　小腸は、その筋肉の収縮によって、蠕動運動を起こして食物を大腸の方に運ぶ。一方、撹拌運動をして、小腸内に入った食糜と消化液をよく混ぜ合せる。小腸において食物中の炭水化物、たんぱく質、および脂肪はほとんど消化されつくされ、吸収されつくされる。

身体一般に関する効果　115

でん粉は膵液（膵臓から出る液）と腸液によって消化される。胆汁（胆嚢から出る液）は小腸内で膵液のでん粉消化作用を2倍に高め、また膵液のたんぱく質の消化作用も2倍くらいに高める。膵液の内の膵たんぱく酵素（トリプシン）は始めは膵たんぱく酵素原として、小腸内に出てきて腸液中のエンテロキナーゼという酵素によって変化させられて、初めて膵たんぱく酵素となってたんぱく質の大部分を消化する。

腸液中の腸液素というものは、さらにたんぱく質の消化を助ける。胆汁はさらに膵液の脂肪消化力を4倍に高め、脂肪酸を溶解して小腸からの吸収を容易にする。（膵液中には膵脂肪酵素があって、中性脂肪を分解して脂肪酸とグリセリンに変じる）腸液中の脂肪酵素も同様に、中性脂肪を脂肪酸とグリセリンに分解する。

また、小腸内に遊離している脂肪酸は、膵液中にある膵脂肪酵素によって腸液と胆汁のアルカリ性液にあって石鹸となり、中性脂肪の著明な乳化現象を起こし、これによって脂肪の消化作用は甚だ増進される。乳化現象とは脂肪を乳状に変じる現象である。

次に小腸内では、その中に住んでいる細菌類の作用で、炭水化物が分解され、酢酸、酪酸、乳酸、その他の揮発性の脂肪酸、炭酸ガス、水素、アルコールなどを生じるが、たんぱく質の腐敗作用はほとんど起こらない。

さて、小腸絨毛中の乳び管は左側の総リンパ管（胸管）に入る。この管は総頸静脈と、鎖骨下静脈の相会するところに開き、そこから上大静脈を経て心臓に入るので、乳び管から吸収された脂肪の消化産物などは、このような経路を通って血液中に入って体内を循環する。

また、絨毛中の毛細血管は門脈を経て肝臓に入り、肝静脈によっ

て肝臓を出たのち、下大静脈を経て心臓に入る。小腸および大腸から吸収された養分はすべて門脈を経て肝臓に入り、肝臓の解毒作用を受ける。しかし、大腸の一部である直腸から吸収されたのは、直腸静脈（本文下痔静脈）に入って直ちに下空静脈（腹部大動脈の右側にあって心臓の右心房にそそぐ血管）に入って肝臓の解毒作用をこうむらないので、時には中毒が起こるのである。

　大腸は盲腸、結腸、直腸からなっている。盲腸には虫様突起というものが付着し、結腸には上行、横行、下行の三つがある。体の右側に上行結腸がある。

　また直腸の端は肛門である。

　大腸も直腸の下部を除くほかは、外部に漿液膜がある。筋質膜、内層、輪状筋層、外層、縦走筋層、および最内部に粘膜のあることは小腸と同様である。

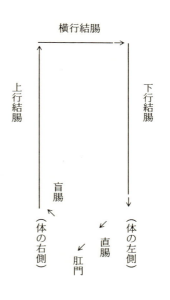

　また、蠕動、撹拌運動も同様である。ただ盲腸および上行結腸には逆蠕動という運動が行なわれる。これは大腸の内容物を十分に掻き回して大腸粘膜から水分を吸収させて、最後の消化をよくし、細菌の分解作用を完全にするためである。

　また、直腸では排便運動が行なわれる。（糞便が直腸の粘膜を刺激して起こす）

　大腸内には大腸菌のほか、いろいろの細菌が繁殖しているので、

小腸から吸収されないで残った食物の乳状の液となったものは種々の物質に分解される。すなわち小腸内の各種の消化酵素で分解しがたい成分も細菌のため分解されて、これに消化酵素が作用するようになるし、また、植物性繊維のように消化酵素に対して抵抗する物質で包まれた成分も初めて消化酵素の侵入を受けるようになる。

たんぱく質は主として普通大腸菌の作用によって分解し（腐敗作用）、フェイル、インドール、スカトールなどたくさんの有機酸に分解され、一方炭酸ガス、水素、硫化水素、炭化水素などのガス体を生じる。

炭水化物は種々の細菌によって分解され（発酵作用）、酢酸、牛酪酸、乳酸、その他の揮発性の脂肪酸や、炭酸ガス、水素、メタンなどのガスを発生する。

野菜中の繊維もまた種々の細菌の作用を受けて発酵する。（以上のような細菌類のために分解される作用は、小腸でも行なわれるが、大腸ではその作用が猛烈になり、同時に消化液中の酵素の作用は甚だしく衰えてくる）

大腸はまた食糜中から多量の水を吸収する。このため食びは次第に固形体となり、これに大腸の粘膜から分泌された粘った粘液を混じて糞塊ができる。

なお大腸では水に溶ける炭水化物ことに麦芽糖とブドウ糖を吸収し、脂肪、およびたんぱく質のアミノ酸に分解されたものを吸収する。同時に腐敗作用、発酵作用の産物も大腸から吸収される。だから腸カタルの時、たんぱく質の腐敗産物が血管中に吸収されると脳膜炎が起こる。また腸カタルの際、十分腸内にできた腐敗産物を排泄してしまわない場合の発熱は、このような毒分が血管中に吸収されるためである。

118　身体一般に関する効果

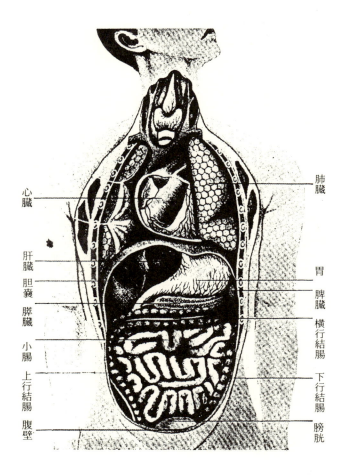

身体一般に関する効果 119

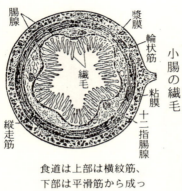

小腸の絨毛

食道は上部は横紋筋、下部は平滑筋から成っている。

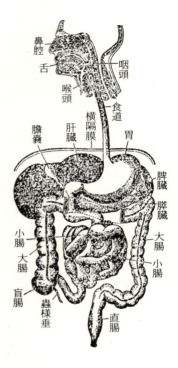

消化管の横断面

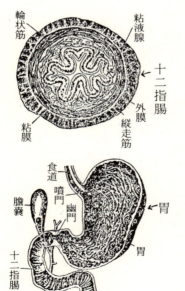

心療の刺激は、以上胃腸の吸収作用、分泌作用を増進するととも
に、排泄作用を盛んにして、栄養をよくし、中毒を防ぎ、理想的な
胃腸病の療法となる。

　後藤博士によれば、刺傷刺激は腸の蠕動作用を増進するといわれ
ている。

　次に、膵臓は胃の後下部にあって（第１腰椎の高さ）右から左に
横たわった牛の舌のような扁平体で長さ20センチ、幅４センチ、厚
さ２センチ、重量約80グラムくらいのものである。

　膵臓は膵液を分泌し、その内の各種の酵素は食物の消化に肝要な
役目を果たす。また、膵臓には特別の細胞群があって、それからイ
ンスリンという内分泌が出て、血液中の含糖量が一程度以上に増加
しないようにしている。

　肝臓は腹腔の右上部にあって、横隔膜の直下に位置する。帯藍赤
褐色、やや固いが破壊しやすい質の、扁平で丸みを帯びた長方形の
器官である。右葉（大）と左葉（小）に分かれている。右葉の下面
には胆嚢がある。

　肝臓は身体中最大の腺である。肝臓は胆汁を分泌し、また腸から
吸収した過剰の単糖類をグリコーゲン（糖原質）として貯えてお
き、飢餓の場合は再びこれを単糖類に変じて、その適量を血中に溶
かし入れる。また小腸および結腸で吸収されたものを、ことごとく
通過させて、あるいはこれを取り、これを用い、有害なものは無害
とし、またはここに留めておく。

　（解毒作用－たんぱく質によって腸内に生じた有害なアンモニア塩
は肝臓内で変化して無害な尿素となり、その他の腸内の腐敗産物は
肝臓およびアルカリ塩として尿から排泄される。また体内に入った
鉛、アンチモン、ストリキニーネ、モルヒネ、砒素などの毒物を貯

身体一般に関する効果　121

えておいて、その後これに化学的変化を与えて徐々に体外に排泄する）

　なお肝臓では赤血球が破壊される。心療の刺激はよく肝臓の作用を刺激して、解毒作用を増進する。肝硬変（肝臓硬変症）、肝臓がんなどはここの病気である。

　胆嚢は胆汁を貯えておく嚢で、十二指腸内に口を開いている。

　脾臓は第9ないし第11肋骨の左方の胃底の外側にあるもので、赤血球を破壊し、肝臓に血球溶解作用を与え、また白血球の新生および破壊をあずかるところで、排泄管のない腺である。（チフス、マラリアなど諸種伝染病の時には腫大する）

　次に以上諸器官の疾病のうち主なものだけ概観してみよう。

　虫歯は、でん粉、砂糖のような発酵性の大きいもの、およびその他の食物の残りが歯の間に停滞し、これが細菌のため分解発酵して、有機酸を生じ、これによって歯のホウロウ質を溶解して起こる病気である。歯根骨膜炎は虫歯が原因となって歯根膜にのみ炎症を起こす病気である。その他、歯槽膿漏、歯石なども心療で効果がある。単純な歯痛にももちろん有効である。

　流行性耳下腺炎は俗におたふく風邪という病気である。2％のクロール酸カリウム溶液でうがいを行なって、局部を氷嚢で冷やして、ヨード0.3グラム、ヨードカリ3グラム、ワセリン30を混合して貼用して心療する。

　胃カタルは胃壁に起こった炎症で、暴飲暴食、腐ったものなどのために起こり、また、猩紅熱、チフス、流行性感冒に伴うこともある。胃部を温め、かつ胃の部から心療する。

　胃酸過多症は、胃液の分泌官能が神経性に亢進する症状で、迷走神経が過敏となるため起こるもので、頭部から刺激する。

122　身体一般に関する効果

胃痙攣は胃酸過多症、潰瘍のような胃部の疾患から発するとともに、神経中枢の病や、婦人病からくることもある。迷走神経の興奮が起こるので頭部から心療する。しかし、腹部は水筒に熱湯を入れたもので温め、また横腹に圧を加えなさい。

　胃潰瘍は胃の粘膜が血液循環障害のため、抵抗力を失い、また胃酸過多症を伴い、そこに胃の糜爛が起こる病である。心療は予防に役立つ。

　胃がんは、胃の粘膜に腫瘍を生じる病で、ついには瘤になる。心療は胃潰瘍、胃がんの予防および初期の治療に役立つ。

　胃アトニーは、胃の筋肉の緊張が減少するために胃壁の弛緩する病気で、胃の部からの心療で治る。

　胃下垂症は、胸が細長く扁平で、心窩のところの肋骨が左右近寄っている弱々しい体質の人に起こりやすい病で、この時、腸、肝、腎なども位置を変じる。心療の適応症である。

　胃拡張、胃の容積が持続的に拡張し、また分泌機能の不完全になったもので、胃の部の心療で必ず治る。

　腸カタルは、腸壁の炎症である。腹部を温罨法しておいて、心療すれば根治する。

　盲腸炎は、盲腸の部の虫様突起に炎症を起こし、それが盲腸の周囲まで及ぶ病気である。初期のものは心療で治り、進んだものは手術後心療して化膿を防がねばならない。心療は予防に役立つ。

　腹膜炎は、多くは細菌が腹膜に寄生して起こる。（大抵は腹膜によって被われた内臓器官もしくは腹膜に近い臓器の疾病に続いて起こる）これは危険な病気だから専門医の指導を受け、心療は必ず仙骨部からして、腹部は温めてはいけない。心療は予防に役立つ。

　便秘は、大便の排泄が悪くなり、大腸内に停滞するもので、心療

身体一般に関する効果　123

刺激で腸の蠕動運動を起こせば必ず治る。腹部は温めなさい。植物性の食物を取りなさい。（ただし痙攣性便秘の時は、頭部を刺激しなさい）腹部のマッサージの時は、必ず右から左になでなさい。

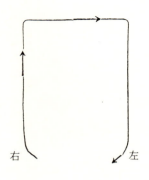

腹痛は、腹腔の器官が一時病的となり、痙攣を起こした状態なので、頭部を刺激し温めなさい。

痔疾は、肛門周囲の静脈の鬱血によって起こり、痔核というのは、肛門周囲の静脈が過度に発育拡張したものである。痔核が外に出れば外痔核という。心療で便秘を治し、鬱血を散じるとともに局部を清潔にし、粘薬を塗っておけば治る。

黄疸にはいろいろ種類があるが（カタル性黄疸、新生児黄疸、鬱滞性黄疸、ワイル氏病）、すべて胆汁が吸収されて全身に回る病で、脂肪類を厳禁し、消化しやすい食物を取り、心療しなさい。

ヘルニアは外科医に治療を受けるほかはありません。（ただし軽度のものは脱腸帯をして、足の裏からアキレス腱の横のあたりを心療すれば治る）

その他、腸チフス、パラチフス、赤痢、疫痢、コレラなどの伝染病もみな腸の病だが、心療はこれらの予防に用い、またその病後の回復に用いて、すべてこれらにかかれば医師の指図に従いなさい。

また、寄生虫の場合はまくり（回虫）2000倍のサリチル酸水の浣腸（蟯虫）とか、薬で下しておいて心療するほかない。すべて、伝染病の時は直ちに医者にかかって下さい。しかし、その予防に心療を用いることは最も有効で、心療は無料でできる予防注射である。

特に小児には、最もよい。

小児の慢性胃腸病は、医者の診断の後、心療を続けるならば、必ず有効なことに驚くだろう。

婦人の胃腸病に心療を行なって下さっても結構である。胃腸のみならず、生殖器の方もよくなる。

婦人の身体は生殖器が余分に腹腔内にあるので、男子より余計に鬱血しやすいのである。ぜひ心療によって鬱血を散じ、健康な主婦となって下さい。

その他、心療の刺激は松果腺、甲状腺、胸腺、副腎、睾丸、卵巣などの内分泌腺に働いて、その働きを調節し、これらの異常によって起こる病気（たとえばバセドー氏病、粘液浮腫、テタニーなど）をも治療するのみならず、健康者には健全なる性欲、精力（睾丸、脳下垂体、卵巣）、成長力（甲状腺、松果腺）を旺盛にする。この

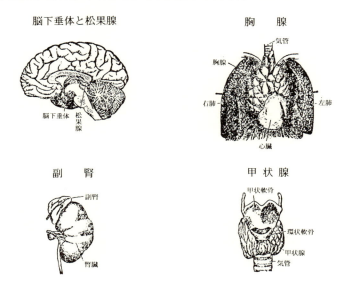

身体一般に関する効果　125

点からも婦人科的領域に非常に効果のあることは後でもちょっと述べておく。

この内分泌のこともついでにもう少し詳しく述べる。

内分泌とは身体中のある器官が、一種の化学的物質を分泌し、これを直接に血液またはリンパ中に付与することである。一種の注射である。内分泌をする器官が内分泌器官である。（血管腺ともいう。ただし、膵臓とか睾丸、卵巣のように、内分泌とともに外分泌するものもある）

内分泌器官から出る分泌物はホルモン（ギリシャ語のホルマオ、覚醒、興奮、鼓舞刺激の意）、すなわち覚醒素、興奮素、刺激素である。

ホルモンを出す器官は次の通りである。

甲状腺は、喉頭の両側にある。身体の発育を促し、物質の新陳代謝を調節するホルモンを出す。（これが過度に発育すればバセドー病となり、作用減退すれば粘液浮腫となる）

副甲状腺は、甲状腺の後壁に付着している。このホルモンはカルシウムの新陳代謝を調節する。

脳下垂体は大脳の下面にある。身体、精神の発育を促す。不足しても、過度になっても発育障害を惹起する。（アクロメガリーというのは、この肥大によって起こる病気である）

松果腺は、視神経床の後端に連接している。生殖器の早熟を抑制する。

副腎は、腎臓の上端にある。これは人間の生命を維持するに大切な器官で、これを摘出すれば死に至る。アジソン病というのは、この副腎の障害に原因する病気である。

副腎のホルモンはアドレナリンで、これは交感神経を刺激して心

拍を調節し、また血管壁の収縮に役立つ。また、肝臓内のグリコーゲンをブドウ糖に変化させる作用が盛んである。

胸腺は、心臓のすぐ上と胸壁の間にある（灰白赤色）。これは身体の発育、特に骨格の発育と神経系統の発育を促す一種のホルモンが出る。

膵臓はインスリンを出す。これは血液中の糖分を調節する。これが害を起こすと糖尿病になる。

生殖腺は、睾丸と卵巣である。男女それぞれの性的特徴をつかさどり、また生殖器の発育を促す。一時若返り法に利用された。

脾臓は、血圧に影響を及ぼすホルモンが出るのではないかといわれている。その他腸も一種のホルモンを出すようにいう人もある。

以上内分泌腺はみな植物性神経の支配下にあるものであって、例えば副腎のアドレナリンは交感神経が分泌を支配し、同時にアドレナリンは交感神経の末端を刺激する。

また、血液の方からも、この療法によるたんぱく体の吸収は、内分泌腺にも影響すると考えられるので、神経の方からも、血液の方からも、皮膚の強刺激は内分泌腺に強く影響する。また、心理的にも精神感動は植物性神経に影響して、内分泌腺に及び、内分泌腺はさらに植物性神経系統に影響して互いに因果関係を形成しているので、この治療の効果に重大な関係のあるものであることが分かるだろう。

心療のホルモンに与える影響は、血液の方面からと神経の方面からとともにくるものと思われる。また、ホルモンも血液および神経の双方に影響を及ぼすものであって、この相互の関係は大変密接である。

身体一般に関する効果　127

第6節　感覚器と心療

皮膚のほかに、眼、耳、鼻、舌などが感覚器としてある。

眼は、眼窩のうちにあって、眼球、眼筋、涙器などからなっている。

眼球は、強膜、角膜（外層）および脈絡膜、毛様体虹彩膜（中層）および網膜からなっている。

強膜は白いところ、角膜はその前の隆起した無色透明なところ、脈絡膜には多くの血管がきている。虹彩膜は脈絡膜の前部にある。虹彩膜の中央の孔が瞳孔である。網膜はよく光に感じ、ここへ光線が当たって、視神経から刺激が伝わって大脳に知らせて視覚が起こるのである。網膜では黄斑というところが一番よく光に感じる。

角膜の後ろには水様液がある。また、瞳孔の後ろにはレンズ形の水晶体があり、その後ろに硝子体がある（どろどろのもの）。どれもみな無色透明である。

また、角膜の一番外が結膜である。結膜は眼瞼の内側の一番表面にもある。（結膜は、眼瞼の内面と眼球の前面を被っているのである。眼球の前後の長さは近視眼では正視眼より長く、遠視眼では短いので、近視眼では凹レンズを、遠視眼では凸レンズを用いる。

眼筋は六つあって眼球を動かし、瞳孔を物の正面に向ける。また付属器である涙器には涙腺、涙嚢、涙管があって、涙を出し、泣く時は分泌が増し、常に眼球をうるおしている。

また、眼瞼の縁のまつげは埃を防ぎ、脂腺は眼縁にやにを出して涙の流出を防ぐ。

眼の神経は植物性神経の影響や、大脳の知覚の興奮の影響はよく受ける。しかし、眼の病気は、心療だけにたよらず、よく専門医に診断してもらいなさい。心療では後頭部か、頚部、耳の後ろを刺激し、かつ清潔な塩水で洗って、眼病の予防をし、かつ眼をぱっちり

128　身体一般に関する効果

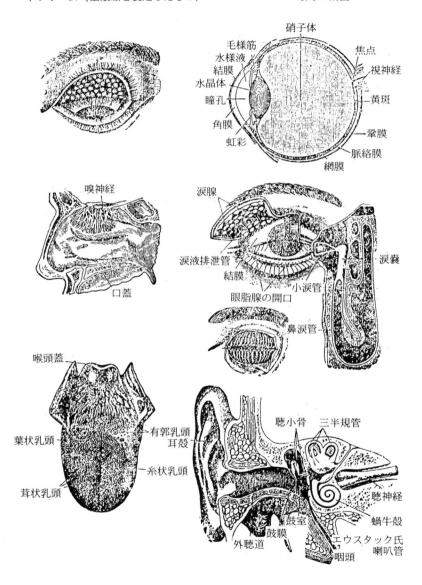

身体一般に関する効果　129

と美しくする美顔術に応用する。眼の病気には手術の時期があるので、よく気をつけなさい。

　結膜炎は、俗にいうはやりめである。眼の過労、鼻粘膜、気管支カタルの波及や麻疹で起こることのあるもので、伝染性の場合が多いもの。

　トラホームは、俗にいうぼろめ、ちめ、うらめで、恐らく一種の細菌によるものといわれ、日本人に多い伝染病である。

　角膜実質炎は、俗に「角膜」といわれる病気で、多くは遺伝、梅毒によって発生し、また後天性の梅毒、結核によっても起こる。

　視神経炎は、視神経の炎症で、視力減退し、時に失明する病気である。

　網膜炎は、網膜の炎症で、視力障害とか視野狭窄のような症候を呈する。梅毒、腎臓病、感冒、光線の過刺激、眼の疲労、悪性貧血、血族結婚などから起こる。

　白内障は、水晶体が濁って白色不透明になったもので、これは適当な時期に手術して濁った水晶体を摘出すれば、いくぶんよくなって眼鏡により用を便じるようになることがまれではない。心療は補助療法となる。

　緑内障は、眼球内部の圧力が病的に高まった状態をいう。動脈硬化とかその他不明の原因で発する。心療はこの予防になる。時期を失せず眼科にみてもらいなさい。

　黒内障は、網膜の萎縮とか、視神経萎縮などのほか他覚的には異常がないのに視力のないものである。心療の効果は直接には不明である。もちろん予防的には役立つ。

　夜盲症は、俗にいう鳥目である。角膜の両側、眼瞼裂部の結膜に、三角形の灰白色で、乾燥して涙液に潤おされないところができ

る（結膜乾燥症）。ぎらぎら輝いて雲母の粉末や鱗屑を散布したようになる。病患部が次第に広がって結膜全部に及んで、さらに角膜を冒し（角膜乾燥症）、その部が崩れて失明することがある。

栄養不良（特にビタミンAの欠乏）によるものにはウナギの肝、トリの肝、ヤツメウナギなどがよいといわれる。強い光にあってかかったものは、暗室にいれて、藍色の眼鏡や遮光帯を施しておいて心療すれば効果がある。

その他眼病にはいろいろなものがあるが、大切な感覚器なので、必ず注意して専門医の診断を受けなさい。現代の医学はこういう外科的方面に長所がある。

耳は、外耳、中耳、内耳からなっている。外耳、中耳は音波を内耳に伝え、内耳中の振動する部分は、外耳および中耳とともに音響を伝える。

内耳は主に音響の感覚器である（聴神経とその末梢器であるコルチ器によって感覚される）。

外耳は耳殻（耳翼）、外耳道、鼓膜からなり、中耳はすなわち鼓室で、そのうちに槌骨、砧骨、鐙骨という耳小骨がある。またオイスタヒー管という管が中耳の前壁の下から内前下方に向かって、咽頭の上側壁に開いている。（高山に登る時は、外気の気圧が低いので中耳内の空気の圧力はこれに勝って、鼓膜を外に圧す。それで耳の中に異常な感じが起こる。しかし、この時、嚥下をするとオイスタヒーの管が開いて中耳のうちにも空気が入って外耳の圧を平均する）オイスタヒー管の粘膜が腫起し、またはその分泌物のため、この管が持続的に閉鎖することがある。これをオイスタヒー管の閉鎖症という。その原因には鼻カタル、咽頭カタル、腺様増殖症、口蓋扁桃腺やオイスタヒー管開口部の腫瘍などである。このため、中耳

身体一般に関する効果　131

内の圧力が減じて鼓膜は内方に圧せられて、耳鳴りや難聴が起こり、また、耳内充塞の感や、頭部がぼんやりしたりする。あくびや鼻をかむとちょっとよく聞こえる。オイスタヒー管の内面は氈毛を有する重層の上皮があって、この氈毛は咽頭の方に向かって動いて、嚥下の際に異物の入るのを防ぎ、また中耳のなかの分泌物を駆逐する。

　内耳は迷路ともいう。これには骨質迷路と膜質迷路があり、後者のうちに蝸牛殻管とか前庭部とか、膜質三半規管があって聴覚を起こし、かつ三半規管は身体の平衡をつかさどる。

　耳の病気も種類の多いものである。しかし、鼓膜損傷などは、耳の専門医に水銀でついでもらうのがよい。なお耳疾患の半分以上は感冒から起こるものであるから、常々心療をして感冒にかからないようにして下さい。

　中耳炎は、急性の方は急激に始まって短時日に治るものだが、慢性中耳炎になったり、病勢が進んで死ぬものもある。急性中耳炎は急に耳に疼痛を覚え、耳鳴りを起こし、同時に耳が遠くなり、その上発熱するものである。カタル性のものは1ないし数日で鼓膜を穿孔し、分泌液が排泄され、同時に痛みも熱も収まるものだが、化膿性中耳炎は激痛を感じ、頭痛、耳鳴りを発し、熱も38度から39度以上、小児では時々39度5分ないし40度に及ぶものがある。これはできるだけ早く鼓膜に穿孔させ、早く排膿させなければならない。ただ、人工的に切開した鼓膜の穴は容易に治癒するので、心配せずに専門医にまかせなさい。

　心療は手術後の回復に役立つ。また初期のものは医療と併用して有効である。

　その他、急性乳嘴突起炎は、主として急性化膿性中耳炎に続発

132　身体一般に関する効果

し、一般に中耳の膿汁の停滞が本病を誘引する。直ちに手術して膿を出し、脳膜炎などを予防しなさい。しかし、手術後早くても1か月、長ければ数年かからないと治らないが、心療すれば極めて短時日で全快するので、心療は手術後の治療に最も適切なものである。

耳漏は慢性の外耳道炎、または中耳炎からくるので、一応診断を受けて、簡単なものは心療で治しなさい。

また、単純な難聴、耳鳴りの類はもちろん心療でよく治る。

鼻は嗅器として嗅覚をつかさどる。嗅覚は有香物質がガス体または蒸気になって、鼻腔の上部の粘膜にある嗅細胞を刺激し、嗅神経を経て、大脳の嗅覚中枢に伝わるために起こる。

鼻腔は鼻中隔によって左右に分かれ、その側壁は甲介によって不整の三鼻道に分かれている。

その壁は粘膜をかぶり、鼻腔の上部には嗅部と称する帯黄色の部がある。この部には第1脳神経の嗅神経繊維が分布し、その繊維は嗅細胞に連絡している。

鼻腔下部の粘膜は帯赤色で嗅部の粘膜とは異なって、氈毛上皮と多数のブドウ状線があって、呼吸道となっている。

蓄膿症とは、普通鼻の上顎洞に膿のたまる病気で、その他、前顎洞蓄膿症（前額部に疼痛を感じ、おすとさらに痛む）とか、蝶形骨洞の蓄膿症（膿は咽頭から出る）、篩骨洞の蓄膿症（膿が固まる傾向にあり、鼻根部が痛む）などがあるが、2種以上の蓄膿にかかることもある。

蓄膿には急性と慢性があるが、いずれも分泌物は青味を帯びた粘液で、不快な臭味を有し、この刺激で鼻粘膜が腫れて、鼻がつまり、鼻呼吸ができなくなり、ついには鼻茸ができる。また、血液の循環が不完全になって頭痛、頭重がある。記憶力は悪くなり、感情

身体一般に関する効果　133

が亢進し、眼球に故障の起こることもある。とにかく専門医の診療を受けて、心療により副症状を消し、また手術した後は心療を続けて再発を防がないと、ただ医者にかかりっぱなしでは再発する。

慢性鼻炎（肥厚性と萎縮性とがある）、鼻腔の粘膜の組織が増殖したために腫れる病である。萎縮性鼻炎で鼻に悪臭のあるものは、悪臭性萎縮性鼻炎、すなわち真正鼻臭である。鼻がつまり、鼻腔、咽頭が乾いて不快を感じ、嗅覚がなくなり、開放性の鼻声を発し、額とか眼窩部に鈍痛を感じ、せきばらい、消化不良、精神機能の障害を起こす。心療で癒える。ただ、診断は受けなさい。

鼻茸は鼻腔内にできる炎症性の産物である。豆大ないし親指大のこんにゃく様のようなものである。蓄膿症の場合などに出るので、診断を受けてから心療を伴用しなさい。

鼻中膈の形態異常などはもちろん手術のほか療法がない。

その他、舌には味覚器（乳頭）があって、鹹、甘、酸、苦の味を感じる。

病気はいろいろあるが、舌白斑、舌炎、舌がんなどに対し、心療は補助療法として役立つ。予防ともなる。舌には胃の変化がよく表われる（白くなる）。

皮膚の感覚は既に述べた。内臓の痛覚は皮膚と比べて比較にならないほど小さいが、交感神経の求心性繊維を通じて、その疼痛を訴えることは既に述べた通りである。

その他、運動感覚（筋覚）、位置覚（視神経、三半規管）、有機感覚（内臓を含む身体全体の感じ）などがある。

ついでながら、皮膚にはその刺激がどこに働いたかを弁別することのできる機能があって、これは皮膚の感覚に伴うものである。これを局所標徴の機能または部位覚という。

これを知るには、知覚測定器（コンパス）を用いて相手に目をつぶらせて、その両先端で軽く皮膚に触れると２点として感じる距離は場所によって違う。舌端は一番鋭敏で、測定器の距離１ミリでもなお２点として感じる。次は指先の掌側、口唇などで、背部の皮膚は最も鈍覚で、40な

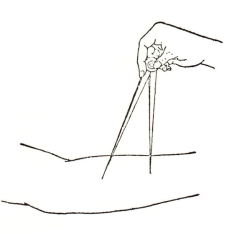

いし60ミリメートルの距離でもなお２点であることが分からない。これは、病気の時はこの部位覚が変化して、背中でもなかなか敏感になることがある。その敏感な方の部位に知覚過敏帯が起こっている。この治療をしていると部位覚が左右平均してくる。それで知覚過敏帯の測定法の一つとして、この検査器を用いることもある（コンパスを使いなさい）。心療をしたあとは過敏なところは鈍感に、鈍感なところは敏感になったことは、これを使って見るとすぐ分かる。

第７節　その他種々の疾患に対して

（イ）小児病に対する注意

　脳膜炎は、脳膜に結核菌がついたり、膿が出たり、水が溜ったりするものである。初めは熱も低いし緩にくるが、化膿性のものは大抵突然にくる。頭痛、食欲欠損、嘔吐、手足の痙攣、鼻血、頭のおどりがふくれ、歯ぎしりをし、うなごの骨がこわばって痛む。進めば目を釣り上げて昏睡状となり、痙攣が起こり通しで時々キイキイ

身体一般に関する効果　135

と叫ぶ（こうなると危険）。

　頭を冷やし、医師の診療を受け、心療は補助療法として用いなさい。もちろん予防には大変よろしい。小児麻痺などは背中だけの刺激で治る。

　痙攣の時は後頭部を刺激し、帯をといて、胸を開き、ゆるやかにして、息を吸いやすくなさい。必ず有効である。

　氷囊で左の乳のところを冷やし、リスリン浣腸をなさい。さらに足には湯たんぽを湿った手拭でつつみ、さらにその上をかわいた手拭で包んで入れなさい。決して心配はいらない。

　消化不良、腹くだり、疫痢などについての心療は、大体大人と同じである。

　ジフテリアの場合は、重症の時には気管切開術なども行なう。ただ、治ったあとでも病原菌が残っていることがあるので、治った後でも心療を続けて下さい。

　流行性耳下腺炎（おたふく風）、これも小児のかかりやすい病気だが、腫れたところが痛めばそこを氷で冷やして、心療は普通の部位から続けなさい。便通の有無にかかわらず初め１回ヒマシ油を飲んで下しなさい。

　百日咳、鼻つまり、耳だれにも有効である。腺病の子には必ず心療して下さい。世の母たちはさらに子供の健康のため、あらゆる伝染病からの免疫のために、ぜひとも心療を毎日続けて下さい。

　子供の悪癖矯正にも、発育不良にも、低能にも、必ず有効な理由は既に十分お分かりだろう。こごとや嫌味や乱暴な折檻の代わりに、ニコニコしながらちょっと心療をして下さい。

　ただし、この際、怒りの心、憎みの心、興奮した感情でやれば効果は半減する。

（ロ）神経系統の病気と心療

　社会生活が複雑になっている結果、神経系統の病気がだんだん増してくる。心療は精神病を未然に防ぎ、神経病の治療に大変有効である。取り扱った患者も神経病が一番多いのである。

　癲癇なども後頭部刺激によって、漸次発作が少なくなり、ついに全治することがあるが、この系統の人にはむしろ予防によい。

　脳充血や、脳貧血には即効を示し、頭痛、神経衰弱、眩暈、ヒステリー、不眠は、その適応症である。

　神経痛の場合には必ずその痛いところから始めずに、その痛む部分に近い背中から始めて痛い部分に及ぶようにしなさい。また、必ず痛みのある反対側も刺激しておきなさい。

　神経麻痺には温罨法と併用すればよく利く。電気療法の代わりになる。

　脚気も後頭部の刺激で治る。もちろん食事療法も必要である。（頚背部から刺激する）

　中風、脳膜炎の予防、補助療法としてもよろしい（足から刺激する）。

　なお神経の鍛錬法として心療を続けるならば、精力を増し、忍耐力を増進し、性欲を調節し、不感を治し、明るい生活に入ることができる。

　心療は精神病の予防には最も適応するが、既に精神に異常のあるものにはもちろん大いなる効果はない。むしろ精神の力による療法なのだから。

（ハ）性病の根絶（特に婦人への福音）

　わが国の性病患者は衛生思想の発達にかかわらず、まだ、極めて

身体一般に関する効果　137

多く新聞の広告欄には、淋病治療の広告の多いのがすこぶる目に立つ。心療は、血清学的にも、神経反射の方面からも、淋病に対して特効があって、長くても1か月続けるならば根治するのである。淋病の元であるゴノコッケンという細菌は温熱に対して極めて弱いも

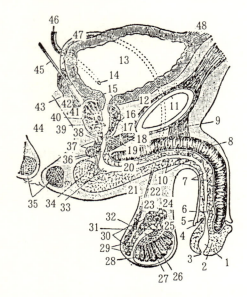

男子尿道生殖器解剖図

 1 舟状窩　2 亀頭　3 尿道外口　4,5 チソン氏腺および排泄管　6 ゲラン氏窩
 7 モルガニー氏窩　8 陰茎海綿体　9 提陰茎靭帯　10 リットル氏腺　11 恥骨
12 レッチー氏腔　13 膀胱　14 輸尿管口　15 内膀胱括約筋　16 尿道摂護腺部
17 摂護腺　18,19 三角靭帯　20 前部尿道　21 尿道海綿体　22 輸精管
23,24 副睾丸頭部　25 副睾丸錐体　26,27 睾丸中隔　28 細精管　29 副睾丸尾部
30 副睾丸　31 輸出管　32 睾丸精管鋼　33 尿道球部　34 コーベル氏腺排泄管
35 肛門括約筋　36 コーベル氏腺　37 尿道膜様部　38 膀胱外括約筋
39 射精管開口　40 精阜　41 摂護腺窩　42 摂護腺　43 精嚢　44 直腸
45 精嚢排泄管　46 輸尿管　47 輸精管　48 胎児尿管

のであるから、灼熱刺激のこの療法は大変有効である。ことに心理的効果の加わること、自宅で金をかけずに治療できる点は、まことに性病者の福音である。特に婦人の患者（消渇を病む者）にとっての福音であると信じる。この療法によって性病が日本から根絶する日がくるのを祈る。

梅毒にも有効だが、長くかかることを覚悟して下さい（水銀療法の代わりになる）

睾丸炎、副睾丸炎、精嚢炎などで医療の効のない場合には、ぜひ試みて下さい。医者に行くのが面倒だとか、恥ずかしいとかで放っておくのはさらに不可である（部位は淋病と同じ）。

性的神経衰弱、不感症の類は必ず治る。これらは自分でも治療できるのである。なにとぞ性病を放っておかないで下さい（部位は足の裏）。

（二）婦人病に対する適用

こしけや、消渇や、その他悪性の婦人病で子宮がん、卵巣膿腫などで手術のできない場合はぜひこれを試みて下さい。腟痙攣の時は足の裏に刺激を与えなさい。子宮の後屈、前屈の時も同様。必ず全治して妊娠することができる。ただし、この場合は少なくとも１か月以上連続しなければ効のないことを承知して下さい。（部位はやはり仙骨神経の部位。足の裏）

陰部の湿疹やできものも、皮膚病の場合に準じて刺激してごらんなさい。必ず自分で治すことができる。ただし、がんの場合には診断を一度受けるのがよい。その後、足の裏か、仙髄の部から刺激なさい。（単純な湿疹や、陰門の痙攣症や腟のただれたような場合は簡単に治る）

身体一般に関する効果　139

さらに夫が悪い病気にかかっている場合などは、予防的にこれを行なっていれば感染しない。血の道、ヒステリーのようなものは完全に治り、家庭の円満のために役立つのみならず、子供に施して生理的、心理的によい刺激を与え、その治療と保健に役立てることができる。ただ、避妊の目的に本器を使うことはできないが、腰からの刺激は月経を促進する。かつて、避妊したいという方にレントゲン照射をすすめ、月経も止まって喜んでいたが、他の病気を治すためにこの治療をやってからは３か月目に再び月経があった（とにかくこれは部位による）。

　とにかくこの治療はあくまで自然療法なので、これによればやはり、産児制限よりは、生ます方に働いていく。また、性欲の方も健全になってきて不感症も治っていく。

　また、血液が浄化され、神経が覚醒されるため、顔色はよくなり、美しくなり、目はいきいきとしてきて、薬や化粧で達することのできない美顔術となる。湯上がりに背中、腰または、足に毎日毎日反応のあるまでやってごらんなさい。３か月にしてあなたの顔色、顔光は一変するであろう。

　また脂肪で肥えた人はずんずんやせていく。やせぎすの人は、漸次しっかりと肥えていく。

　婦人の方で、特に病気治療以外に健康増進に応用したい方も遠慮なく質問して下さい。特に婦人の奉仕行として、これを他人に及ぼすことも社会的に見て、おもしろいことだと思っている。今までの成績では、どうも婦人の方が治療にも、また、自ら治療した場合にも成績がよいようである。

　その他、子宮内膜炎、子宮実質炎、卵巣炎、ラッパ管炎、バルトリン腺炎、子宮頚管カタル、外陰炎、腟炎などには医療とともに必

ず行なって下さい。月経困難は必ず治る。

　子宮の後屈、前屈も足の背部からの刺激で治る。ただ、１か月以上続けなければならない。

　乳汁欠乏にもよく利く。産後の乳不足にも心療をしなさい。乳のしこり、乳房炎にもよい。

（ホ）産婦に対する応用

　妊娠は生理的現象で病的現象ではないが、しかし、体内に今までと違った異常刺激が胎児によって与えられるのであるから、皮膚にも知覚の異常が大変に起こる。それで妊娠中はつとめて、腰部または足部から心療刺激を与えておくと、血液の方からは産褥熱の予防となり、神経の方からは、必ず安産することができ、生れる子供は、手を開いて生れる。著者の妻も、卵巣膿腫と診断されたことのある身をもって、２回目の産のときは、心療を続けて、極めて安産した。松田氏のご夫人も心療を続けて、安産をし、大変喜んでいる。陣痛に対しても、産後の下痢（この時は後頭部を刺激する）に対しても極めて有効である。助産婦の方々がこれを利用して下さい。また、一般家庭の主婦の方々が利用することを祈る。妊娠脚気などに背中にするとよく治る。

　陣痛の弱い時（腰）、痙攣陣痛の起こった時（頭）にも利用できる。また、長らく不妊に悩む人は心療によって原因治療をし、さらに夫に病があれば、それも治して、健全な子供を得ることができる。産褥熱の予防にもなる。

身体一般に関する効果　141

第5章 心療の一般的効果

　心療の効果は一言すれば、血液からくるものと、神経からくるものがあって、その結果として、栄養の可良、排泄の促進、分泌の増加（外分泌＝唾液、胃液、腸消化液など。内分泌＝甲状腺、松果腺、副腎、胸腺、膵臓、生殖腺、脾臓などの）、血行の円満、腸蠕動の活動などの副効果を伴うものである。

　主効果である血液からくる効果というのは、簡単にいえば、皮膚の焼かれた部分がリンパ液にとけて血管に入り込み、何病にでも利く注射になるとも考えられる。

　また神経の方の効果は、熱いと刺激が脳と脊髄に起こって、間接、直接に、病気による病所の異常興奮を転換してしまうという点にあるので、さらに簡単にいうと熱いという感じで、病気を奪ってしまうわけにもなるだろう。

　これを心理的にいうと、精神の興奮によって肉体の興奮を中和するのである。しかも、従来の精神療法と根本的に違うのは、その精神作用に対する刺激を全然、科学的、器械的、計量的方法によってすることであって、ここに学としての心理療法が成立しうる根拠ができるのである。

　また、この点こそ、この療法をあくまで心理療法というのであって、今までの心理療法や精神療法、暗示療法、触手療法などと同一視される恐れがあるにもかかわらず、断然、心理療法として研究し

142　心療の一般的効果

ている所以である。この療法は感覚刺激によって疾病感を一挙に撃滅するのである。

　だから、今まで述べた原理は実はまるで生理学的研究で、医学の心理学的研究の基礎となるものに過ぎない。しかし、心理学は生理学を基礎として建てられる上層建築であるので、今まで述べたような生理学的研究の根拠は絶対必要である。これが私自身心理学の研究に止まらずして、さらに医学の一生徒となった理由である。（ただし、皮膚の感覚のところで述べた研究は、心理学的研究に属するものがある）

　この心理療法はこうして医学、あるいは医療の心理学的研究を、その学的任務として持つものであって、その研究は大体次のようなプログラムで進むべきものであろう。

1. 感覚の発達の研究（生物学的研究）
2. 皮膚感覚の研究
3. 刺激として働く力の研究（妥当刺激、不妥当刺激、有効刺激、無効刺激など）
4. 感覚の質の研究（感覚の質に関する法則＝特殊勢力の法則）（感覚の強度に関する法則＝刺激閾、弁別域、最小可知差異、ウェーベルの法則、その他）
5. 感覚教育の研究
6. 反射、本能および本能教育における感覚刺激の研究
7. 知覚と感覚（刺激）
8. 記憶と感覚（刺激）
9. 想像と感覚（刺激）
10. 推考と感覚（刺激）
11. 感情と感覚（刺激）

12.情緒と感覚（刺激）

13.運動と感覚（刺激）

14.意志と感覚（刺激）

15.自我（意識）における感覚刺激（特に皮膚感覚刺激）の影響

16.感覚刺激の疾病に及ぼす影響

17.意志の感覚および疾病に及ぼす影響

18.感情の感覚および疾病に及ぼす影響

19.理性の感覚および疾病に及ぼす影響

20.心理学的診断法の研究

　少なくとも以上20項についての徹底的研究が必要であって、私たちは今これを専門的に研究しているものである。

　しかし、本書は皆様に、直接応用でき、研究と別に、治療の実効を上げていただく目的で、その効果の生理的根拠と方法の解説を主としたものであるので、この療法の学問的根拠である心理学的研究は、他日「心療原理」として世に問うことにして、もっぱら生理的研究の結果のみを記したものなので、これで心理療法の命名上の疑問を快くお晴らし下さることをひとえに願う。

　しかし、次のことだけはくれぐれも忘れないで下さい。すなわち心理学はあくまで生理学の知識、研究を基礎とすること。しかし、生理学とはまったく異なった学問的根拠に立つこと（これを学問上では違ったアプリオリを持つという）。したがってその実験方法も違っていることである。

　すなわち、生理学では、実験者はわれわれ自身であって、実験の対象は動物あるいは材料とする人間である。

　ところが心理学では、実験者は相手の人間で、私たちはただ実験

指導者であるに止まる。

　だから、これを医療の場合について言えば、普通の医者は、医者が治し手で患者は治され手である。ところが、心療者の立場は反対で、心療者は治癒指導者で患者が治療者である。

　この心療法では、血液に起こす変化も、神経の変化も、皆患者自身で起こすのである。医者の場合のように手術をしたり、薬で治すのではない。私たちは患者の感じる熱いという感じを経験もできなければ、皮膚の灼傷を代わってあげることもできない。ただ、刺激を計量し、部位を選定して導いてあげるだけである。自分でする時は、もちろん自己が指導者と実験者を兼ねるのである。

　おもしろいではないか。これはまったく心理療法が心理療法として存在しうる根拠である。さらに治療の実際にあたっては、始終患者の心理状態を観察して、さらに自分で深くその結果を内省して、患者が自ら、熱くて気持ちのよいところを、皆さんに示すよう導かなければならない。ここに心理療法のこつがある。

　なにとぞ皆様は、こういう意味で、この療法が従来の精神療法とは判然と異なるものであって、また一面、現代の西洋医学とはまったく異なった根拠に立つ医学であることをご記憶下さい。

　こういう心理療法はかえって東洋医学にその根拠をもっている。しかし、今までの東洋医学はまったく非科学的であった。それが今初めて西洋医学の対象を得ることによって、純粋な科学的な医術として、その学問的根拠と治療的偉功を示そうとするのである。（そして幸か不幸かこの仕事が西洋ではいまだなされていないのである）

　だからもし皆様がこれをありふれた民間療法だと思って下さると実に残念である。くれぐれもこの療法には学問的には西洋医学（自

心療の一般的効果　145

然科学的医学）に対立する精神医学であることを忘れないで下さい。ただし、西洋医学（自然科学的医学）は確固たる効用を一面には失うことはない。

　また、社会的に批判するならば自然科学的医術は、始めから経費を要し、国家経営にでもなるまでは資本家のための医術である感が除けないであろう。また、慈善的実費診療のようなものはやはり患者に卑屈感と不安を同時に感じさせることもあろう。けれども、診断と外科的方面は今後も永久に自然科学的医学によらねばならない。しかし、慢性病で診断確定したものは、必ずしも自然科学的医学による必要もない。

　精神科学的医学（術）としての心療はかかる慢性病に対し貧富の差なく一様の施術をなし、かつ実費そのものがかからないのだから、その治療のイデオロギーは、徹底的に普遍的である。もちろん私は一介の研究者であって、ただこれを直感するだけであるが、真剣な心療者は必ずや明日の医学としての心療を約束してくれるだろう。ただ、この場合にも現代の自然科学的医学はますます有用に用いられ衝突はしない。

　また、宗教の立場から考えるならば、これは必ず未来の真宗教の運動の一分子として取り入れられるであろうと思う。なぜならば真宗教は講壇の説教でなくて、人間の心身を全的に、生活のただ中に確立するものだからである。宗教が心と肉、身体と精神を、その堂々たる伽藍のうちに分離させる時、それはむなしく消えていく幻であるからである。

　真宗教は、肉体のうちに精神を、精神のうちに肉体を、しっかり生かし切るものでなければならない。だから心療そのものは宗教でなくとも、宗教そのものは心療を含み得るだろう。私たちは生活の

146　心療の一般的効果

路頭に立っていく時、まず悩める人、病める人々に托鉢を捧げることも、また容認されるべき真宗教の一形式ではないだろうか（しかも科学的な方法をもって）。

なお、治療の方法上の原理を蛇足ながらつけ加えると、この治療は原則として病気に対して包囲的に攻撃する。皮膚病とか、筋肉の

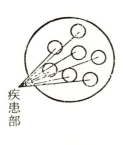

疾患部が多数ある時はその周囲をとりまいた大部位を疾患部と見る

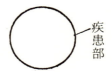

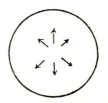

真中から刺激すると病気は拡がる

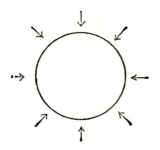

刺激は大部位の周囲から与える

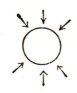

周囲から刺激すると病気はせばまって癒える

心療の一般的効果 147

病で例にとると、大体図のようになる。

　だから頭に皮膚病があれば、頸から始めて上を刺激し、腕の神経痛には、背から始めて漸次腕に刺激を及ぼす。（例えば皮膚にたくさんできものができた場合は、そのできものをとりまいた大きな部分から刺激する）

　次に片方の悪い時には、よい方の部分からも刺激する。例えば肩のこった時は、こっていない方の肩も刺激して下さい。でないと病気がよい方に移ることがある。

　発熱の高い時は必ず後頭部か足の裏に刺激を与えて下さい。

　それから治療する時は熱いところがよく利くのだから、熱くないように、熱くないところを選んでやっても効めは少ないのである。人を治療する時も同様で、熱いから利くのだから、患者によく分からせなさい。だが、苦しい感じは、刺激の効果を減じるので、患者には、熱いところが、かえって快いのであることを十分理解させ、いわゆる理解暗示を与えて下さい。

　実際、熱いところこそ快いのだ。肩のこった時でも、こったところこそ痛いだろう。痛いがこったところをもめば快いだろう。この治療も皮膚のこったところを探して、そこを十分刺激するのだから、こったところこそ気持ちがいいのである。

　ただ、皆様がこの治療をすれば必ず、半分はとてもこの治療が好きになり、半分はあまり進まないことが分かるだろう。人には大体二種類のタイプがあり、ちょうど資本家と労働者のように、どうしても分かれるものである。それでこの療治を好きになるタイプの人は必ずこれに熱中し、効果も奇跡的だが、好きになれないタイプの人には一般的効果しかない。

　これは好きな人には、熱いという感じが別に苦しくないので、刺

148　心療の一般的効果

激が一杯に働くのである。だからすぐ利くのである。

　また、多食の人よりは小食の人が、さらに絶食断食の人には、さらによく利く（京都の断食道場の方もこの応用を実験したいと言っている）。複雑な生活をしている人より、単純生活者の方が、金持ちよりは貧乏人に、学問のある人よりは無い人に、男子より女子に、大人より子供に、比較的よく利く。

　これは皆、心理的関係が加わるからである。多血質、神経質の人より、粘液質の人によく利くのも同様である。だが、生理的効果は同様で、利かないという人はない。

　健康者が健康法として行なう場合には、あらゆる病気に対して免疫質となり（血液の方の効果から）、またあらゆる刺激に動じない心身を得る（神経を通じての効果から）。これこそ理想的長生術である。また、精力を増し、活動を増し、夜など3、4時間の睡眠で足るようになり、試験勉強の時など疲労したら、後頭部から肩に刺激すれば、何十時間でも続く。

　また教育に応用する時は、不良児、低能児を心身両方面から治していける（京都崇仁校の板崎先生などもこれを試みようとしている）。

　小児の時から続ければ、悪癖のない心身両面ともに健全な人間になれるので、母親たちの真面目な実行を願う。

　その他、心療の効果は広大無辺である。いろいろな社会運動や、精神運動も、言説にのみかかわらずに、潜行的に、生活に即した、地下行的な、こういう方面も行なっていくことに気付いていいのではないだろうか。

　最後に心療は、慢性病を主とするものなので、医学的診断は医者に譲って心療者たるものは、いたずらに医者のまねをしてはいけな

心療の一般的効果　149

い。ただ、治療的診断は、触覚、圧覚、または知覚測定器などを利
用し、また、観察と内省と、患者からたえずその感じを聞くことに
よって、最もよく利く治療点が分かるよう努力することは結構であ
る。

参考文献

1.三浦謹之助『鍼に就いて』

2.樫田十次郎・原田重雄『灸治に就いて』

3.後藤道雄『ヘッド氏帯と我国古来の鍼灸術に就て』

4.後藤道雄『ヘッド氏帯と鍼灸術に就て』

5.越智真逸『灸治が腎臓の機能特に利尿に及ぼす影響に就て』

6.時枝薫『灸の実験的研究』第一報告

7.同『同』第二報告

8.同『同』第三報告

9.原志免太郎『灸の血色素量竝に赤血球数に及ぼす影響』

10.青地正皓『灸の血球竝に血清に及ぼす影響（附）灸の本体に就
て』

11.原志免太郎『火傷及び火傷家兎血清の血液に及ぼす影響（附）灸
の白血球に及ぼす影響』

12.同『灸を施せる結核動物の治癒傾向に就て』

13.同『結核と灸』

14.同『慢性膀胱加答兒の灸治療法』

15.同『灸の医学的研究』

16.越智真逸『最新生理学』

17.藤井秀二『自律神経と鍼灸術』

18. 同『便秘と鍼治作用』
19. 浅井四郎『内臓知覚の二重神経主配法則』
20. 藤井秀二『小児鍼の研究』
21. 駒井一雄『灸治に関する本邦古来よりの文献に就て』
22. 平田内蔵吉『灸の心理学的研究』
23. 太田峻二『灸の皮下組織細胞に及ぼす影響に就て』
24. 瀧野憲照『火傷の血清カリウム及びカルチウム含有量に及ぼす影響に関する実験的研究』『施灸の血清に及ぼす影響に関する知見補遺』
25. 黒住久『同種及び異種の臓器乳剤竝に牛乳の非経口的移入が骨系統の発育竝に食餌性骨病の発生に及ぼす影響、附灸法の之に関する実験的研究』
26. 富士川游『日本医学史』
27. 原志免太郎『お灸療法』

152

第2篇 刺激の部位と
器械の使い方

第1章 各種の病気に対する
刺激の部位

　次に示したいろいろな部位において一番知覚が過敏と思われると
ころ、すなわち熱くてしかも快いところを中心に、発赤するのを標
準にしてやって下さい。過敏な感じやすい人は5、60点もすれば発赤
し、しばらくほっておくと自然に消えていく（ただし、この反応は
現われなくてもよろしい）。かつまた、体質によってこの反応がな
かなか現われない人がある。こういう人は2、300点以上やってもよ
ろしい。ただし発熱38度以上の時はたとえ反応がなくとも100点以
内に止めるのがよい（刺激部位は第1編でも折にふれて示しておい
た。次に示すのはごく一般的な病の場合に止めておいた）。

平田の知覚過敏帯（反応帯）

　原理のところで述べた知覚過敏帯は、ヘッド氏が主として研究し
た知覚過敏帯について述べたのだが、著者はさらに東洋医学におい
て、その根幹となる経絡、経穴（急所）を詳しく調べ、さらに10年
間直接、約1万2千人の患者について、精密に心理学的検査を施し
た結果、次にように知覚過敏帯を定めることができた。これは、世
界で最も完全な内臓疾患の反応帯の分類で、これによって治療刺激
を与えるならば、最も完全な刺激療法ができることが実験できた。
　もちろん衰弱の甚だしい患者には心療の刺激もいけないが、生活
力がまだあって、自然治癒能力のある患者の回復を速めるには心療

の治療刺激を、この反応帯によって与えるのが一番よい。

　以下の図を30分でよいから、繰り返し繰り返し見ていると、大体において肺の反応はどこどこ、心臓の反応はどことどこという風に、反応の現われる場所が大体分かるから、同じ心療をするなら、病気の反応の現われているところに余計に心療をした方が効果が早いのである。

　ただし、心療は誤って他の場所を刺激しても、血液に対する効果はあるので、万一間違っても有効であるから、その点は安心してやって下さい。

くれぐれも注意すべきこと

　心療はどこをやってもよいというのは、熱や出血や激痛のない慢性病の場合であって、たとえ7度でも熱のある時は、発熱の場所の心療はいけない。

　例えば、盲腸炎や腹膜炎や腎臓炎で腹から発熱している時は、手、足首だけを心療して、腹腰はやらない。

　また、胆石痛や腸疝痛の時も、同様、手、足、首をたくさん心療して、痛みを誘導する。

　胃潰瘍で吐血した時などは、手、足、首の心療もいけない。ただ安静である。

　肺炎や肺結核の熱、リンパ腺の熱の時も、手、足、首、腹を心療して、胸はやらない。肋膜炎で発熱のある時も同様である。

　神経痛やリウマチでも、あまり痛いところ、腫れたところはせずに、その周囲から、遠く心療して、痛みや腫れを誘導して散らすのである。

　面疔や丹毒やその他、顔に癤のようなものができた時には、指で

触れてもいけない。ただ、手、足、背、腹を心療して誘導するのである。

　また、身体にできたおでき、腫れ物のようなものも、その上は心療してはならない。その周囲もよほど遠巻きに心療しないと、かえって悪くなる。

　皮膚病の時も、その周囲からだんだんに中に心療しないといけない。皮膚病の真ん中から心療するとかえって広がる。

　卒中で倒れた時、喀血した時、多くの急性病が併発し、病勢悪化の時は、心療よりは絶対安静である。くれぐれもこれを忘れないで下さい。

　心療は刺激療法で、難治の一切の慢性病を急速に治癒する最もよい方法ではあるが、急性の疾患の時は、症状が単純な時、局部的な時だけに用いられるのである。

　その代わり、風邪とか、扁桃腺炎とか、肺炎とか、腸カタルとか、胃痙攣とか、胆石痛とかいう風に、症状が単純で判然としている時は、急性症にも大胆に用いられる。安心して心療しなさい。驚くべき効果がある。

　ただ、肺も腸も腎臓もという風に、錯綜した急性症状が起こった時は、絶対安静に限るということを忘れないで下さい。

　これを間違うと、心療の適用を誤ることになる。

　また、何でもない軽い慢性病や神経衰弱などは、心療をするまでもなく、直ちに「国民体育」を行なって、直接強健になっていけばよい。

　まず、これだけの注意を心得ておいて、次の平田の知覚過敏帯をよくごらんになり、自分の病気、家族の病気の反応部位を覚えて下さい。反応部位には、必ず、だるいとか、過敏とか、こりとか、弱

156　各種の病気に対する刺激の部位

りとか、痛みとか、不自由さとか、嫌な感じとかがあり、幼児でも、そこには何か不快な情緒を現わすものである。そこを心療すると、その不快な反応がとれ、したがって反射的に内臓の方もよくなるのである。

刺激の時には、1か所1分、1日1回を標準として、適宜に定めてよい。湯上がり、湯の前、食前、食後は避け、また心療前後は激動を避けて下さい。冬は暖かい部屋でして下さい。

複雑な慢性病や全身的に弱い身体の心療部位

判然と、肺だけが弱い、心臓だけが悪い、腸だけが悪いという風に、典型的に簡単な病気ならば、前記の過敏帯の分類に従って心療すればよいわけだが、大抵の慢性病はいろいろな病気がこんがらがって全身的に弱くなっている場合が多いのである。

また、たとえば医者は蓄膿症だといっても、それは体質そのものが化膿性体質であるために起こっているので、鼻だけ心療してもたいして効がない。肺門リンパ腺だと診断されても、それは全身のリンパ腺が弱っているはずである。肺結核の場合でも、一応納まった後は、むしろ胃腸の方が丈夫になって栄養の進むようにした方が、肺そのものの癒え方が早いし、心臓病も、腸の方がよくならなければ血行の調節は困難というわけで、ただ知覚過敏帯一点張りでは実際上心療できない。

特に診断は一般人にはできないのだから、たとえ正確な診断ができず、また病気が錯綜していても間違いなく心療できる部位をしめしておこう。

それは、全身の中心である腹と腰を中心に、手、足、首、頭の中心と肝心なところだけを全身的に心療する方法である。

各種の病気に対する刺激の部位　157

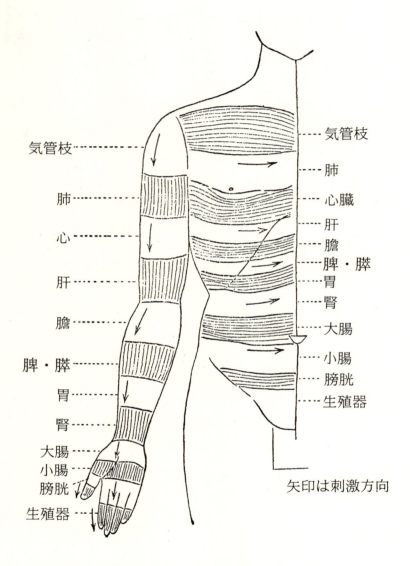

158 各種の病気に対する刺激の部位

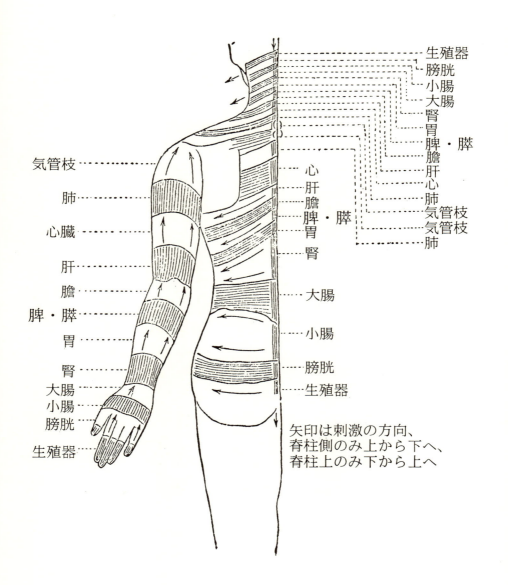

各種の病気に対する刺激の部位

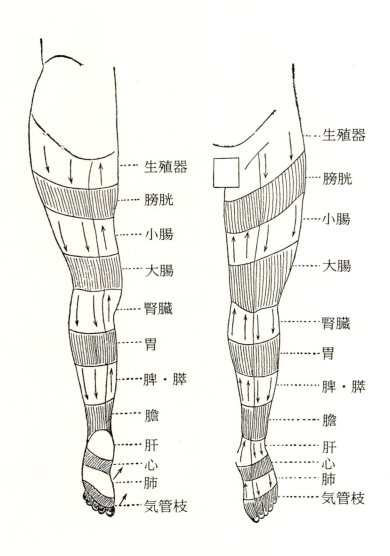

160　各種の病気に対する刺激の部位

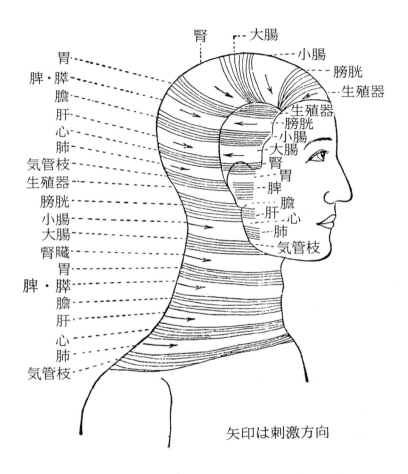

各種の病気に対する刺激の部位　161

これならだれでも心配なく心療でき、慢性病ならすべてに共通する心療部位である。これに肺の弱い人は肺の反応部の、心臓の弱い人なら、心臓の反応部の心療をそれぞれ少し加味すればよい。

　順序は腹、腰、足、手、首、頭でよい。この部位を基本心療部位という。

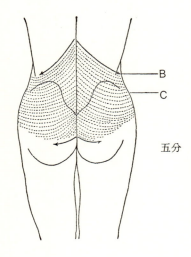

基本心療部位：腹
A(肝)　B(腎)　C(腸)

基本心療部位：腰
B(腎)　C(腸)

五分

五分

162　各種の病気に対する刺激の部位

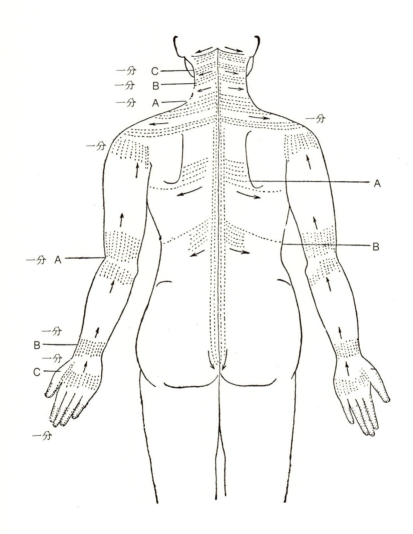

各種の病気に対する刺激の部位

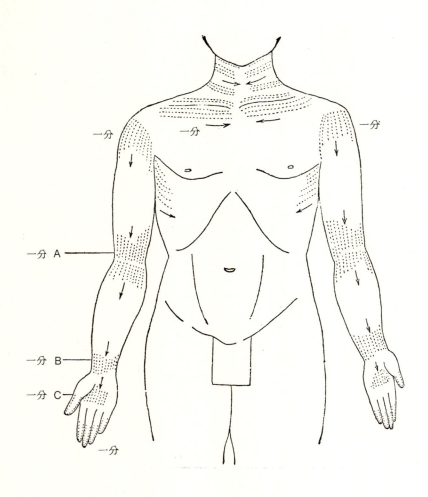

164 各種の病気に対する刺激の部位

基本心療部位：脚
A(肝)　B(腎)　C(腸)

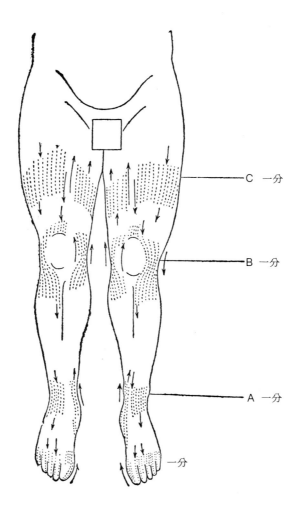

各種の病気に対する刺激の部位　165

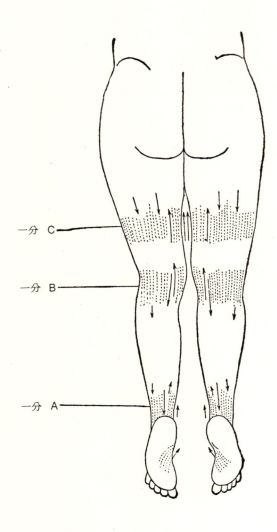

166 各種の病気に対する刺激の部位

基本心療部位：頭、顔、頸
A(肝)　B(腎)　C(腸)

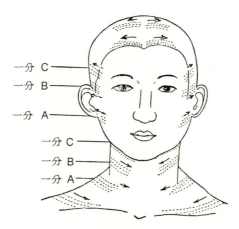

基本心療部位：頭、顔、頸
A(肝)　B(腎)　C(腸)

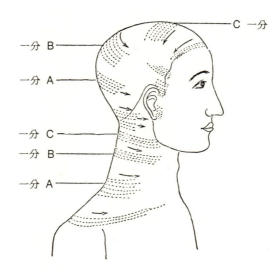

各種の病気に対する刺激の部位

各種疾患の心療部位

　注－基本心療部位は略して基と書いてある。基とあるのは基本心療部位を中心に心療しなさいの意味である。対応部とあるのは、手、足、体、首、頭にそれぞれ12づつの反応帯があるだろう。その同じ反応帯、例えば肺ならば、手でも足でも肺とあるところが皆対応部になるのである。（安静、食養はすべてに通じる。）

神経病脳脊髄疾患

1. 神経衰弱、ヒステリーは、首筋（後頸部）から背中より臀部まで、側頭部および足の裏を刺激する。特に足の裏は、就寝前持続刺激で強熱すると安眠できる。
2. 脳貧血、脳充血は、後頸部、肩部、手足の先端。足の裏の持続刺激も同前。
3. 脳溢血、発病当座は刺激を与えない方がいい。発病後10日ないし２週間後に治療開始する（それまでは足の先端のみを行なうこと）。不随意部全般にわたって最初は５分間くらいから始めて、日を経るに従って漸次時間を長くしていく。反応部位は心臓と腎臓の部位に重点をおき、足部および体部を主として行なう。普通６か月くらいで治るものは、心療を行なえば３か月くらいで回復する。中風予防には最も確実に奏功する。
4. 脳膜炎は、全身の関節部を刺激する。（基）
5. 脊髄癆、脊髄炎は、背部全体および足部の過敏帯を主として刺激する。
6. 癲癇は、腹部の過敏帯および足の屈筋側を主とする。
7. 頭痛、偏頭痛は、後頭部、頸、顔面を刺激すれば、一時的にはいかなる頭痛でも止まる。しかし、頭痛は他の原因で常習的にく

168　各種の病気に対する刺激の部位

ることがあるから、それを診断して根本的に原因を除去しない
と再発する。婦人の場合は多く婦人病が原因していることが多
く、婦人病を治療するとけろりと頭痛が治る例が多い。（基）

8. 神経痛、顔面神経痛、三叉神経痛、後頭神経痛、臂肘神経痛、橈
骨神経痛、歯神経痛、肋間神経痛、座骨神経痛のすべてに適応
する。患部の周囲とその対応部を刺激する。対応部は患部に近
いところほど刺激を十分にする。なお腰腹の刺激も重要であ
る。（基）

9. 神経麻痺、顔面神経麻痺、三叉神経麻痺、眼筋麻痺、座骨神経麻
痺などその他のすべての運動神経麻痺に適応する。麻痺部を直
接にやや強く刺激する。その後、これと反対の側を弱く刺激し
ておく。

10. 神経痙攣、顔面神経痙攣、書痙、局発筋肉痙攣などその他のすべ
ての運動神経痙攣に適応する。患部の周囲およびその対応部を
刺激する。反対側が大切である。

11. 横隔膜痙攣は、腹部の胃と腎臓との境界線を主として刺激し、手
首および膝の関節および肝部を刺激する。

12. 不眠症は、頚部および足の裏を主として刺激する（神経衰弱の部
参照）。なお背中の反応帯も刺激する。（基）

消化器疾患

13. 歯痛、歯根炎、下歯が痛む時は、全身の気管支と肺の境界線、特
に歯に近い部分を刺激し、特に腕の部を刺激する。上歯が痛む
時は同様に心臓と肝臓との境界線を刺激する。歯痛は多くの場
合、数分間にして痛みは止まるものであるが、根本的の治療は
口腔外科的処置を待たねばならない時もある。

14. 耳下腺炎は、俗にいう「おたふく風邪」である。患部が痛む時はその周囲および対応部を刺激する。すなわち全身の生殖器の部位である。腫れたところの心療は不可。

15. 急性胃カタル、慢性胃カタル、消化不良、いずれも体部の胃の部位を主にして、かつ全身の対応部を刺激する。（基）

16. 胃痙攣、胃酸過多、後頭部および背中に反応帯が出るからこれを刺激する。胃痙攣には側腹が特によく効く。（基）

17. 胃潰瘍、胃がん。胃潰瘍は病勢盛んな時は刺激を行なわず、少しおさまってから後頭部、背中の過敏帯および対応部および胃、脾の反応帯を刺激する。胃がんの場合は病勢を緩和する程度に効くもので、根本的治癒は疑わしい。しかし平素より胃の対応部へ心療をしていれば、胃がんの発生を予防する。がんは一度発生すると、異常刺激によって発達していく。胃は食物を常に摂取するから絶えず刺激を受けているため心療で一時軽快しても、また病勢が進行して全治にまで至らないのである。同じがんでも子宮がんのようなものは、治療中異状刺激を中止させることができるから、心療によって治癒する。予防的には極めてよく奏功する。（安静）

18. 胃拡張、胃アトニー、胃下垂は、後頭部、背中、腹部の胃の過敏帯および対応部全身の関節部を刺激すれば、胃筋肉は緊縮し、治癒する。（基）

19. 急性腸カタル、慢性腸カタルは、体部の大腸、小腸の部位を中心として、全身の対応部および胃、膀胱、胆の過敏帯を刺激する。急性症には絶対安静（基）。

20. 便秘、腰の部分および腹部、胃腸、膀胱の過敏帯を刺激する。特に腹部は触圧を施して熱刺を当てると、いかなる重症の便秘も

通じがつく（食養、基）。

21.盲腸炎は、腹部の患部付近には決して触れないで、全身の大腸と小腸の反応部を心療する。この部は指圧によって著しく疼痛を感じるから、容易に診断することができる。この病気は手遅れして化膿していない限り、心療では極めて容易に治るものである。またこの指圧による診断法は、医師の診断よりも早期にわかるのみならず、甚だ確実である。対称の位置にある左右の二点は指圧によりて必ず右側の部が疼痛を感じる度が大である。（安静）

22.痔疾は、患部の周囲、頭の頂上、腰、膀胱、生殖器の過敏帯を刺激する。

23.急性腹膜炎、慢性腹膜炎、急性のものは安静、慢性のものは心療のみにてよい。背部肋骨の下縁から腰にかけて全部、鳩尾、手足の関節を刺激する。腹部へは決して刺激を与えてはならない。（安静、食養）

24.肝臓充血、肝臓肥大、肝臓炎、肝硬変は、全身の肝臓の部位の過敏帯および腎、脾の過敏帯を刺激する。（基、食養）

25.黄疸は、全身の肝臓および胆嚢の部位を刺激する。（基）

26.胆石症、側腹の胃と腎と胆の部を中心とし、全身のこの対応部を刺激する。（基、安静、食養）

呼吸器疾患

27.気管支カタル、咳嗽は、全身の気管支の部位、特に背中の２の部位はよく効く。その他、肺、心の部を刺激する。なお気管支が悪い時には、肝、胆、脾、胃、腸の部に反応帯が現われることがあるから、その時はこれらの部分も刺激する必要がある。

各種の病気に対する刺激の部位　171

28.肺炎、毛細気管支炎は、首、手、足、気管支、肺、心臓の部位を刺激するのであるが、熱が高い時は足の先端の前記３部位のみを刺激する。黒真鯉の生き血および馬肉の湿布は高熱の時に極めて効果がある。カラシ湿布併用。（安静、食養）

29.喘息には気管支性のものと心臓性のものとがある。気管支性喘息の場合は、気管支カタルの場合と同様の部位を刺激する。心臓性喘息の場合は、全身の気管支、心臓の部位、肺、心の部位を刺激する。治療の中心は心臓の部位におくこと。長くかかるから、根気よく心療を続けることが必要である。（安静、基）

30.肺尖カタル、肺結核は、心療は熱が７度２、３分以下の時に行なう。一般に午前中がよい、全身の気管支および肺の部位、心、腎の部を刺激し、その他、脾の部、脇の下、首および鼠蹊部を刺激して白血球の増加をはかる。心身ともに安静を保つ必要がある。喀血し発熱した場合は、急性症状が静まるまで。（約２週間絶対安静、食養、基）

31.肋膜炎の時は、肩甲骨の下縁、肋骨の下縁および全身心臓と肝臓の部位の境界線と腎臓の部位の境界線、各関節部を刺激すれば容易に治る。（安静、食養）

循環器疾患

32.心臓病、心筋炎、心内膜炎、心臓弁膜症、心臓肥大は、全身心臓の部位、肺、腎の部を刺激する。（安静、基）

33.心悸亢進症は、交感神経が過度に興奮するために、心臓筋肉が激しく収縮するために起こるもので、脈搏が非常に多くなる。迷走神経の方を刺激して覚醒させると交感神経は鎮静してくる。すなわち背中の心臓部位が最もよく効く。その他すべての心臓

部位を刺激する。（安静、基）

34. 絞心症（狭心症）は、前とは反対に、迷走神経が過度に興奮するため心臓が十分収縮しないから、脈搏が止まって苦しむのである。したがってこの場合には、屈筋側に分布している交感神経を覚醒させて迷走神経を鎮静させる。肺、腎、心臓部位を強く刺激する。（基）

35. 貧血症は、脾、腎、肝、肺、心の部を全身的に刺激する。（基、食養）

36. 血管硬化症は、原因は心臓障害、腎臓障害および梅毒が多い。多くは血圧が高くなる。強熱刺激によって血管は一時急激に収縮するが、直ちに反動的に拡張を起こす。拡張の度は強熱刺激を与えた付近において最も著しい。この強熱刺激を点々と連続的に与えると、血管壁は瞬間的に収縮および拡張を交互に繰り返すために、漸次弾力性を増してきて、高血圧もついに正常血圧に復す。心臓障害よりくるものは全身の心臓の部位を中心に腎臓の部位も刺激する。特に足の部分は強く熱刺を当てると、血圧はすぐ低下する。腎臓障害からくるものは、腎臓の部位を中心として心臓の部位も刺激する。いずれの場合も飲酒、刺激的食物は絶対厳禁し、肉食を控える。（安静、食養、基）

37. 脚気は、全身の心臓、腎臓、胃の部位（特に足）を刺激する。ビタミンBの摂取は極めて必要である。（食養、基）

38. 心囊炎、心囊水腫、心囊気腫は、全身の肺、心臓の部位の境界線を刺激する。（基）

泌尿器疾患

39. 糖尿病は、インスリンの分泌障害から起こる。交感神経の興奮は

各種の病気に対する刺激の部位　173

インスリンの分泌を抑制するから、これに注意し、精神を安静にして膵臓の機能を高めるために、脾臓の部位、特に左横腹の部は非常にくすぐったくなっているから、この部位に刺激の中心をおいて、心臓、肝臓、腎臓の部位をも刺激し、さらに後頭部を特に心療する。一時糖尿が増すことがあるが漸次治癒する。炭水化物を減食する必要がある。（基）

40.腎臓病（腎臓炎、萎縮腎など）は、全身の腎臓、心臓、膀胱の部位を刺激する。たんぱく食および寒冷にあうことを避ける。心療によって一時たんぱく尿が増すことがあるが、逐次尿量が増してきて漸次治療するから心療は根気よく継続する覚悟を要す。（安静、食養、基）

41.膀胱炎、膀胱痙攣、膀胱麻痺は、全身の膀胱部位に重点をおいて、腎臓部位も刺激する。細菌性のものはさらに脾の部および鼠蹊部の刺激も加える。塩辛いもの、刺激性のものを食べないこと。水はよい。（安静、食養）

42.夜間遺尿症は、全身の腎臓および膀胱の部位を中心に刺激し、さらに恥骨上部をやや強く刺激する。（基）

皮膚科疾患

43.皮膚病は、すべて患部の周囲を強熱刺激し、かつその対応部を刺激する。水虫、タムシなどは、そうした後にさらに患部を直接に刺激すれば容易に治癒する。じんましんのような消化器の異常からくるものは、患部に直接には触れないで、周囲および肝、腎、腸の部位を刺激する。（食養）

44.梅毒は、患部の周囲およびその対応部を強熱刺激し、生殖器の部位およびその対応部、肝、脾を強熱刺激する。（食養、基）

45.淋病は、会陰部、鼠蹊部、陰茎（婦人は陰部の周囲）を強熱刺激

し、全身の生殖器の部位、特に大腿部、下腹部、臀部などの患
部の近くは強く刺激する。さらに脾、腎、肝、膀胱の部をでき
るだけ強く心療すると、慢性のものも1か月内外で全治する
（ただしこの際一時急性症状を呈する）。（食養）

眼科疾患

46.トラコーマ、結膜炎、眼瞼炎、春期カタルは、眼の周囲、顔、
　頭、頚の肝および腎臓の部位、頭の胆嚢、および脾臓の部位、
　特に目尻、眼頭の部を刺激する。

47.角膜疾患は、全身の肺および心臓の部位（特に頭、頚、顔）を刺
　激する。

48.白内障、虹彩炎は、全身の肝、胆の部位（特に頭、頚、顔）を刺
　激する。（安静、食養）

49.緑内障、黒内障、白内障の場合、上の部以外に全身腎臓の部位の
　刺激を加える。（安静、食養）

50.近視、弱視、遠視、乱視、老眼は、後頭部の肝および脾臓の部位
　および眼の周囲を刺激する。

耳鼻咽喉科疾患

51.鼓膜炎、中耳炎、内耳炎は、後頭部の腎、胆の部を中心に刺激す
　る。耳の周囲は触れない。（基）

52.耳鳴りは、頭部の肝、胆の部、腎臓の部位およびその対応部を刺
　激する。（基）

53.鼻カタル、鼻茸、鼻腔閉塞、嗅覚減退は、鼻の周囲、鼻骨と鼻軟
　骨境界部を温め、胃の部位を中心に全身のこれらの対応部およ
　び後頭部、頚部を心療し、さらに大腸、小腸の部を刺激する。
　（基）

各種の病気に対する刺激の部位　175

54.蓄膿症は、顔面の蓄膿部を温め、さらに鼻カタルと同様の治療を
　行なうと、一時多量の膿が排出して治癒する。（基、食養）
55.衄血、頸の肝臓と胆嚢との境界線、特に鼻中隔部に熱鍼を当て、
　後頭部と後頭部の境界の中央を刺激し、さらに手の大腸と小腸
　の部位の境界線とを刺激する。（安静）
56.扁桃腺炎は、頸部、腎臓と大腸の部位を中心として後頭部から首
　すべてを刺激する。いずれも頭、頸が中心となるのであるが、
　重症の場合は手部、足部が中心となる。（基）
57.咽喉カタル、咽喉結核、頸の周囲、後頭部、肩を刺激する。
　（基）

運動器疾患

58.急性および慢性関節リウマチ、関節炎は、患部の周囲および全身
　の対応部を刺激する（例えば、膝の関節が悪ければ全身の腎臓
　の部位）。
59.肩のこり、こっている部分を強く指圧して心療する。

生殖器疾患

60.前立腺炎、前立腺肥大、前立腺腫瘍は、会陰部、全身の生殖器の
　部位、腎、肝、胆部を刺激する。淋毒性の場合はさらに鼠蹊部
　および脾の部を強熱刺激する。（安静）
61.睾丸炎、副睾丸炎は、脾の部位とともに全身の対応部を中心と
　し、膀胱、大腸、小腸の部位を刺激する。淋毒性の場合には淋
　病の刺激をも併用する。（安静）
62.遺精、夢精、早漏、陰萎は、直接局部を刺激し、さらに全身の生
　殖器の部位、肝と腎臓の部位の境界線を十分刺激し、また脾、

膀胱の部をも心療する。

産婦人科疾患

63. 月経時の腹痛、月経困難、無月経、月経過多、月経不順は、腹部、腰部、大腿部、全身の生殖器の部位を刺激する。（安静）

64. 子宮内膜炎、子宮実質炎、子宮充血、子宮出血は、腹部、腰部、大腿部、全身の脾臓の部位および腎臓と大腸の部位の境界線を刺激し、さらに全身の生殖器の部位および腎、肝部を心療する。治る時には一時おりものが多くなることがある。（安静）

65. 子宮後屈、子宮前屈、子宮発育不全は、全身の関節部、腹部、腰部を中心に刺激し全身の生殖器の部位を熱刺する。（姿勢を正す）

66. 卵巣嚢腫、子宮筋腫、子宮がんは、腹部から触れ得る固まりの部分を周囲から徐々に熱刺し、この対応部、腰部、全身の生殖器の部位、特に脚の脾、腎、肝部を刺激する。（姿勢を正す。食養）

67. 卵巣炎、ラッパ管炎は、腹部、腰部、大腿部、全身の生殖器の部位、腎、脾、肝部を刺激する。細菌性のものは鼠蹊部の刺激をさらに加える。（安静）

68. 腟炎、陰門炎は、陰部の周囲、腹部、腰部、全身の生殖器の部位、脾、腎、肝部を刺激する。腟痙攣は以上のほかに足の裏を強熱すること。（安静）

69. 乳汁欠乏症は、腹部および乳房の周囲、脇の下を熱鍼する。特に乳房上を熱刺する時は非常に効果がある。そして最初にどっと出た乳は乳児に飲ませないこと。

70. 乳腺炎、乳房炎は、乳の周囲および全身の肺と心臓の部位の境界線を刺激する。

71. 妊娠中の心療は、腹部、腰部、足の膝を熱刺すると安産するし、

また産褥熱を予防する。むくみやすい人、心臓の弱い人、腎臓の弱い人などにはぜひ必要である。また、流産しやすい人は足の内側と腹部を熱刺すると流産を予防する。流産後の出血を止めるには足の裏から内側を熱鍼する。

72.産褥中の心療は、主として足の関節を中心に熱刺し、腹部は極めて静かに心療する。

小児科疾患

73.百日咳は、頸部、肩の関節を中心として刺激し、後頭部、肺、心の部をも心療する。小児の治療はすべて手足をしっかりつかまえて子供が動くために起こる不都合を防ぐ、熱刺は泣かない程度にする。（基）

74.消化不良は、腹部、背中の胃、腎、大腸、小腸の部位を刺激し、さらに頸部、肩背部、四肢末端を心療する。（食養、安静）

75.小児吐瀉症は、頸部を刺激する。（同前）

76.小児疳の虫は、手の先、臍の付近、肩甲骨の付近を刺激する。（食養、安静）

77.腺病質は、後頸部から脊柱側を全部刺激し、さらに脾、肝、臀部、腸部をも刺激する。（基）

78.小児の腸疾患は、腹部、腰部を刺激する。（基、同前）

79.疫痢は、腹部、腰部、大腿部を中心とし、消化不良と同様の刺激を行ない、さらに大腸、小腸、肺、心、腎、脾、膀胱、肝部を刺激する。（基、絶食、安静）

80.乳児脚気は、腹部、背部を主として刺激する。ほかは大人に準じる。

81.脳膜炎は、全身の関節部、骨接合部を刺激する。また、小児麻痺

は各関節部、肝、胆部を刺激する。（食養、軽触圧、軽運動）

[注意]

1．神経痛、リウマチ、関節炎、神経麻痺、肩のこりなどの場合は、すべて痛みのある部分の付近の脊椎の辺から心臓を中心に患部の周囲に及ぶよう刺激して下さい。ただし顔面神経麻痺のような場合は、後頭部、頚部の刺激でもよい。

2．皮膚病の場合は、その周囲からやはり刺激の方向に従って刺激して下さい。

3．淋病なども皮膚病に準じて下さい。

4．梅毒の場合は、患部の周囲のみならず背中および四肢を交互に毎日刺激して下さい。

[その他の注意]

刺激の回数は、２時間くらい間をおきさえすれば、発熱37度５分以下の時には１日数回でもいいのだが、晩よりは朝が効く（ただし不眠症などは眠る前）。

発熱37度以上38度以下の時は１日３回以内。

発熱38度以上39度以下の時は１日２回以内。

発熱39度以上の時は１日１回に止めて徐々に増して下さい。

湯上がりの後はよいが、これをやってからすぐ湯に入ってはいけない。

注射や強い薬をとっている場合などは見合わせて下さい。

他の民間療法と併用する時は、この療法を最後にして下さい。

ただし、重症患者が他の民間療法と併せて行なうことは、精神療法のごときもの以外は見合わせて下さい。

重症患者、急性病患者が医者の診断を乞うべきなのは言うまでもない。

各種の病気に対する刺激の部位　179

第2章　器械の使い方

（イ）準備

　器械にはまず、その半分まで真綿をうんと押し込んでつめて下さい。そして、その上に石綿を少ししっかりと押し付けて下さい。次にアルコールをそれにスポイトで3杯落してしませて下さい。あるいは理想的なのは、アルコールを十分しませた真綿と石綿をあらかじめ空缶の中に準備して治療の度ごとにピンセットで取り替えるとよい（ただし、その際もとの石綿は捨てずに缶の中に入れておけば何度も使える）。真綿は永久に使える。石綿がなければ、もぐさでも脱脂綿でもよい。アルコールをしみこませて点火して、先端が灼熱さえすればよい。

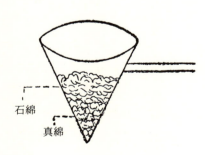

（ロ）アルコールの入れ方と点火の仕方

　アルコールを直接入れる時は、あまりだぶだぶに入れると、ぼーっと火が立ち上がるから危険である。点火したら横に向けて、器械の壁が熱しやすいようにしなさい。そして人に施す時はまず自分の皮膚で熱さを調べてからしなさい。（この危険を防ぐため、石綿にアルコールを十分に浸して、それを蓋のある缶－例えばメンソレータムの空缶－に入れておいて、使用の度にピンセットで出して、器内につめこみ火を点じ、使った後はまた、缶の中に入れておくと何回でも使える。石綿は薬品店に売っているが、なければもぐさ、脱脂綿にアルコールを浸したものでも使える。ただし、この場合は1回しか使えない。

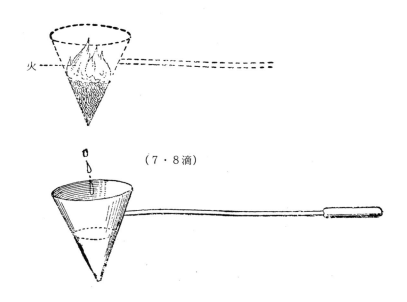
（7・8滴）

器械の使い方　181

(ハ) 器械の持ち方と皮膚への当て方

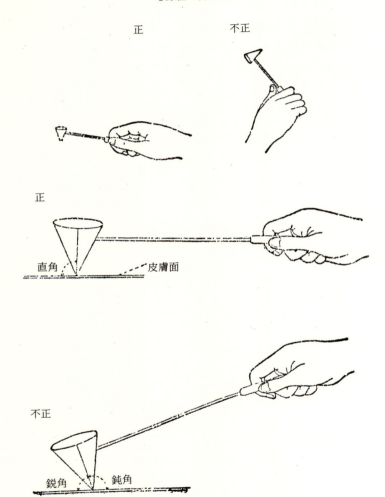

器械をいつも皮膚面と直角にあてる。

器械の尖端を皮膚内に食いこましてはなりません。

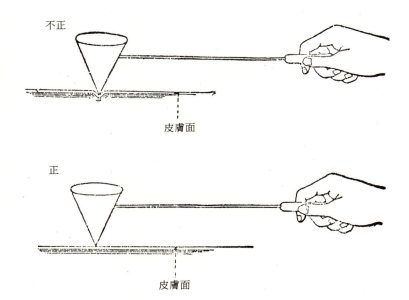

（二）様々な部分に対する器械の当て方

頭部に近いところを刺激する時は、髪を焼かないように布片を頭部に当てなさい。火はなるたけ消さない方がよいが、嫌なら熱してから消してもよい（頭部そのものを刺激する時など）。

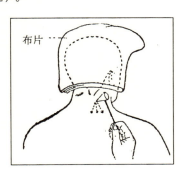

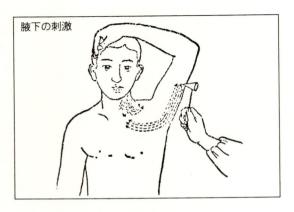

肺尖カタルの治療をするところ
(わきの下から腕前にかけてが良く利きます)。

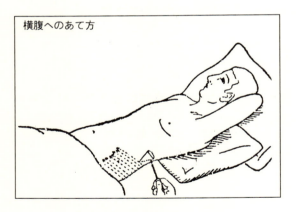

腸の治療をするところ
(左右いずれかを下にして行ってもよろしい)。

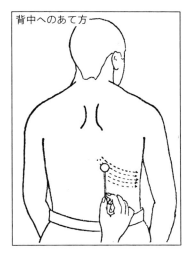

背部から刺激を与えているところ（膽石痛、黄疸病に対する刺激）。
横腹に至るまで刺激なさい。

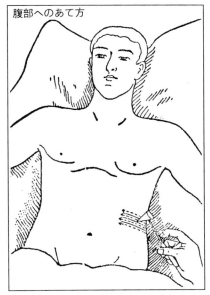

胃病の治療をするところ（横腹をしっかりなさい）。

(ホ) 刺激の移し方

刺激の移し方は図のように移して下さい。ただし背部から前部にわたる場合には、まず背部をこの順序でし終ってから、前部を同様に下から上にしてよい。

1秒間に2～3点ぐらい

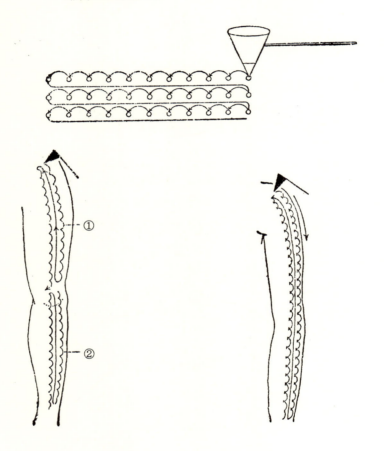

このように二段に分けてしてよろしい。

手あるいは足の場合には、かなり長くなりますが、それは左のようにしてもよろしい。

第2部
心療の注意と実験録

1. 闘病の心理

文学士　平田内蔵吉

　世には高価な薬を毎日飲んで、無病長寿を願う人が多いが、いかなる高価な薬よりも、もっと貴重な薬がわれわれの体内に存在するのみならず、われわれの姿勢、精神の持ち方によっては、その薬をいくらでも作ることができるということを知らない人が多いのは残念である。私は、このことについて人々の注意を喚起したいと思う。まず、ツベリクリンや606号のような注射に代わる抗体は、熱鍼の刺激によっても体内に自然と生産されるものである。しかし、その他にも大切な薬としてのホルモン、すなわちわれわれに絶えず元気を与え、われわれを絶えず愉快にし、われわれが絶えず生活を楽しむようになる秘薬が、われわれの体内から出てくることを忘れてはならない。そしてまた、われわれは病床にあって、この秘薬を創り出す努力を忘れてはならない。われわれの身体に備わる内分泌薬は、乱用すれば性欲となって排泄され、食欲となって乱れてくるのだが、われわれが姿勢を正し、呼吸を正し、精神を奮い立たせる時には、わが臍下丹田に漸次貯えられて、無限の精力、元気の基となるものである。われわれの恋情は、スピノザのいわゆる「知的愛」に変化し、われわれの食欲は「義烈の心」に醇化されていく。われわれの身体の内には、粗食を美食となし、真理と真美を愛することのできる力があるのである。淋しい病床において1滴の薬も与えられず、1片の滋養物も与えられない時にも、わが身体には最上の薬が備わっているのである。われわれは病床において、医療の力の足らないことを嘆いてはならない。ただ、わが精神の一到しないのを省みるべきである。精神一到するところ、精力、元気は湧然として自ら噴出するのである。幸いなるかな、病むめる人々よ。君らはそ

188　心療の注意と実験録

の病床においてこそ、真に人生の意味と、人間の力を感得しうるのである。医者も第二、薬も第二、第一にわれわれを救うものはわれわれの内なる力だけ。医者も療術者もわれわれの内なる力を誘導しない限りは詐欺師となる。浩然の気はただに身体快適の時に顕われてくるのではない。6尺の病床においても、心をひそめる時は必ず湧然として顕われてくるのである。しかも、これを一言で言うことはできない。ただ、各々の内観と内省によって生じてくる。公孫丑孟子に問うて曰く「夫子いずくにか長ぜる」孟子答えて曰く「我、言を知る。我、善く吾が浩然の気を養う」公孫丑あえて問うて曰く「何をか浩然の気と謂う」孟子答えて曰く「言い難し。その気たるや至大至剛、直きを以て養うて害するなければ則ち天地の間に塞（み）つ。其の気たるや義と道とに配す。是れなければ餒（う）うるなり。云々」と。この気やただ精神一度到って湧くところのもの、病床と健時を問わないのである。病床をもって人生の廃墟と見るものは、実に進んで自殺をするものである。われわれは一歩病につまずくと、それを運命とし、柔順なものほど、ただあきらめてしまう。この時こそ、心を奮い、精神を傾けて、無上の秘薬をその身内に求めるべき時である。エマーソンは言っている。

　「運命とは吾人の眼力がいまだ透徹しない出来事のみ」と。

　では精神の一到はどうしてえられるのだろう。答えはただ一つである。「我欲、我執を一擲（いってき）する時、精神は必ず一到する」と。病は人をして、その権勢、富貴の欲望を捨てさせ、清澄の真、善、美を求めさせるための天の配剤である。人が一度その我欲を捨てて、その病床において内観する時には、心気は自らにしてその丹田に注ぎ、息は自ら安く、精力は自ら満ちてくるのである。我欲を捨てないで病気の回復のみに我執する時は、必ず病気は進行するのであ

心療の注意と実験録　189

る。機械的医学を迷信するものがかえって容易に病のために倒れるのは当然である。病院に通いつめ、名医という名医を遍歴し、治療術という治療術をことごとく試みるというに到っては、ふたたび救う道がない。あるいは病気を治すために日蓮宗を信じ、病苦を免れようとして天理教を信じるという人があるが、こうなると迷信で病を助長することになる。さらに最新の科学的真理という餌と、医師という看板を権威として用いて、病者が自ら内観、反省し、病を機縁として真道に入ろうとする契機を永久に断絶する場合もある。また、民間療法の病者に与える害毒もまた虎狼よりも恐ろしいことがある。それは、医師に見放されたもの、医師にかかる資力のないもの、あるいは迷信深い者を巧みな誘惑をもって導き、ついにまた、自ら癒すという決心を打ち砕く場合がある。故にもし、世に真医がいるとすれば、それは患者に自ら癒す決心を与え、患者自ら病と戦う勇気を与えるものでなければならない。病者はなによりもまず自ら、自らの中心を練磨し、天地の正気を粋然として、その丹田に集めるものでなければならない。これを真医といい、真人ということができるだろう。荘子曰く「古の真人は、その寝るや夢みずその覚るや憂なし、その食ふや甘しとせず、その息や深々。真人の息は踵を以てし、衆人の息は喉を以てす。屈服する者はその呃言哇ぶがごとし、その嗜欲深き者は其の天機浅し」と。一片擾々たる欲心のある時、人は既に医である資格を失うのである。しからば、真医であること甚だむずかしいかというとそうでもない。人は皆容易に真医たる資格を有するのである。ただ、その姿勢を正して腰腹の中心に気力を集め、ただその呼吸を定めて、一吸その上腹を満たし、一呼してその下腹を満たせば足りる。このようにしてまず自ら癒える時、直ちに人を癒す能力を得るのであって、自ら癒すことと人を癒

すこととは一つになるのである。

　「イエス、ヤイロの少女を癒さんとて進む。群集かこみ塞る。ヤイロの家人きたりてヤイロに曰く『なんぢの娘ははや死にたり。師を煩わすな』と。イエスこれを聞きて、ヤイロに答へて曰く『懼るな、ただ信ぜよ。さらば娘は救われん』と。イエス、ヤイロの家に到る。ペテロ、ヨハネ、ヤコブ及び父母の他は誰を入るを許さず。人みな泣き、歎く内をイエス断として曰く、『泣くな。死したるにあらず。寝ねたるなり』人々その死を信じて、イエスを嘲笑ふ。然るにイエスその子の手をとり、呼びて一声『子よ。起きよ』と。その霊かえりて立所に起く。ああ自ら癒しうる者のみ人を癒す。しかもイエスは常に曰く『汝の信仰汝を癒やせり』と」。

　自ら癒すものは、また人の自ら癒す力を知る。それなのに自らを癒さないで、人を癒そうとするものはかえって曰く「我が力汝を癒す」と。われわれの中心に気力の満ちる時、人はついに自らを癒し、また人の自ら癒す力を信じうるに到るのである。しかも、気力が中心に満ちる時は、死も生も無限の連続と発展の姿となるのである。死なくしてはこの生もなく、この生はその無限の発展のために、死を願うのである。病床に一気透徹する時、死もまた意義ある親しい友となる。仏所行讃の婦人障碍品に曰く「有情は病の法を有すれば、急き恐怖を離れて悦べよ、一切を奪い去る死そのものを実際に善く知らざれば、憂いもせずして自境に住し、遊戯とし笑とを行ふなり。老と病と死さへも、知を具せば心性において、或は自性に達して住すべし。何ぞ睡眠、嬉笑の説明を要せん。本性に住せば憂えなし」と。

　既に死を脱する時に、われわれの生命は床上にあって、その飛躍を始めるのである。だが、現代の医学は、決して「生命とは何ぞ

や」というような観念的命題から生れたのではなく、また医術の根本は、機械的実験にもない。医学がその長い歴史から得た結論は、ついに最初の体験と同じであった。すなわち強烈な刺激と徹底的休養によって病を癒すほかには何らの道もないということであった。医学が堕落したのは、古代から今に到るまで、すべて社会制度のためである。例えば、エジプトの医学のようなものも、ある程度進歩すると、直ちに当時の特権階級である僧侶の手にもぎ取られた。僧侶は宗教上の観念から、人屍の解剖を禁じ、人間の構造についてはまるで知識を有せず、また有しようという努力を捨てたのである。病気はただ、神の意志によって生じ、そこで神の命令によって人体にはいろいろの悪魔が宿り、その結果、四百四病が生じるというのである。ギリシアにおいても同様、人屍の解剖は禁じられていた。そこで、わずかに動物の解剖とか、外科的手術によって、人体の構造を推定していた。ヒポクラテスのような人も治療上は優れていたが、基礎医学の方面ではやはり観念的であった。彼の病理学は、人間には4種の基本液、血液、粘液、黄胆汁、黒胆汁があり、各基本液にはそれぞれ特有の性質が宿っていて、血液には湿、温、粘液には冷、湿、黄胆汁には温、乾、黒胆汁には冷、湿の性質があって、これら4種の基本液が正しく混合していれば健康であり、この配分が乱れると病気が生じるという。ガレーヌスの医学もまた観念的であった。彼も人間は解剖できず、猿を解剖して知識を得た。彼はアリストテレスの「自然はすべて目的をもつ」という観念論から出発して医学を論じた。精気の分化によって説明された彼の生理学もすこぶる架空な点が多い。

　しかしヒポクラテスやガレーヌスにはいまだ多分に実験的な点があった。だが、中世紀の医学に至っては、すべての学問とともに医

192　心療の注意と実験録

学もまた宗教の奴隷となった。霊が高尚になって、肉は卑しいものとなった。ギリシア、ローマの医学によってかなり発達しかけた衛生思想もキリスト教によって退けられた。そして、中世には、ペスト、らい病、梅毒が大流行を極めた。しかし15世紀の初頭から、そろそろ封建制度がぐらつき出した。新しい文芸復興の運動がイタリアから起こった。そして医学もこの運動の炬火（きょか）の中に投じられた。宗教のために封じられた人体の解剖が、法律の権力に反抗して行なわれるようになった。イタリアのボロニャでは年に2回だけ人屍の解剖が学者に公開されるようになった。しかし、後にヴェザリウスが、人体解剖によって完全な解剖書を出版すると法王庁の圧迫によってひどく虐げられた。しかし、それに屈せず解剖学は、15世紀から16世紀にかけて瞬く間に完成された。生理学はハアヴェーが出てからどんどん発達した。顕微鏡の発明によって、組織学、病理学、細菌学が発達し、ついに19世紀に入って、医学の分野はすっかりそろってしまったのである。しかし、このように発達し、完成するとともに、医学はあらたなる法王、すなわち資本家に利用され始めた。

　日本においても、奈良朝時代に中国から医術が入ったが、その頃の医者は単に朝廷に侍するに止まったのだが、平安朝になると医術は仏教布教の手先となり、加持祈祷に堕していった。封建時代になると武士階級の利用物であった。名医は大名の侍医となってかかえられた。新医術、新医学は、大名がこれを独占して利用した。明治時代に至って初めて医学は万人に解放されたのだが、しかし、ここに第二の独占が起きた。すなわち進歩した医学は漸次資本家によって利用され、金のない無産者は容易に進歩した医術を利用し得ないようになった。

心療の注意と実験録　193

だが、一面において医学知識の普及は家庭における治療を促進した。また、他面において、伝染病の予防や治療、外科的手術において、臨床的に驚くべき発達をした医学も、一般の疾患や、ことに慢性病の治療に対しては、大して効果がないことが暴露されるに従って、漸次物理療法、自然療法のようなものに転化した。しかし、これらの療法は方法が簡単なため、民間療法としていわゆる非医者、民間治療家が輩出してきたのである。民間療法は大体医学に根拠をおくものと、詐欺的なものとに分かれる。そして、前期においては民間療法もまた資本家にのみ利用された。したがって医師以上の高価でもって治療したり、高いほどよいように思われる時代が続いた。しかし、医学の普及は、漸次民間療法家を没落させ、したがって後期の民間療法は、すべてその療法の公開主義をとり、漸次家庭治療の指導者としての傾向を取り出した。だが、その行なう方法は医学的素養に欠けるために、中世時代に逆戻りしたような方法に、もっともらしい科学的説明を付したようなものがその大部分を占めている。そこで、第三次の運動として、現代医学の進歩、発達の結果を十分に取り入れつつ、しかも、医学を実際治療に役立たせ、すべての家庭において診療に従事し得るような方法の宣伝が起きた。これはまったく現代医学を打開する唯一の道であった。

　現代の医学研究と医者の位置は実際累卵の危うきにある。医学生は一通り一片の専門的知識を学ぶが、卒業しただけでは診療ができないから、卒業後２、３か月間は実地に病者について研究し、金のない者は地方の病院に行く。金のある人は研究室に入ってそこでまた数年間の投資をする。この時、臨床の研究はかえって卑近とされて、研究題目は理化学の範囲に入って、高遠な理論を研究する。すなわち熟練した治療者よりは、厳密な理論学者をつくる方に傾くの

194　心療の注意と実験録

である。しかもそれも純粋な学術研究の仮面の下に生活手段の獲得の欲望が厳存している。このようにして医学博士は製造されて、市場に高価に販売され、先に投資した資本をできるだけ短時日に回収しようとする。しかし、資本主義そのものが、例えばわが国では、国家的大同統一のため、漸次脅かされてくるにしたがって、このような官僚的医学の陣営も漸次動揺しつつあるのである。すなわち国民は最早医者に対して絶対的信頼をしなくなってきた。彼らはあまりに高い診療費を払うことを拒絶する。それで漸次医者にかからなくなってきた。それにもかかわらず医者の迷夢はなお覚めないのである。病気を癒すのは医者の力にのみよることを主張する。医者が通俗医書を書く場合には、必ず専門医の診療を受けるように書き添えることを忘れない。彼らは国民の積極的保健運動や、自ら病を癒す道について高調することはない。民間療法に対しては徹底的に弾圧するか、冷然として無視するかする。そして自己の治療力のないことは決して反省しない。ただ、薬や手術のみによろうとする。学理的にはいろいろなことを知っているが、直接患者を活かす術は知らない。医者は患者に静養を命じる。しかし、医者の命じるのはただ形式的な静養である。身をもって患者に安心を与え、患者が自ら内観して、心身一如の統一感を抱くように、導く医者はない。肉体的静養と心理的煩悶とは別々に考えている。だが、心理的な煩悶こそ、最も疲弊を病者にあたえるものである。心理的煩悶が解決すれば、静養の問題は半ば解決したといってもよいくらいである。もし心理的煩悶がなければ、静養は必ずしも、寝ることによらずとも可能である。かつまた、心理的煩悶の解決というのも、山林に隠れ、あるいはいたずらに宗教を求めてもかえって迷うだけである。煩悶解決の秘訣は、場所とところを問わず、自己の中心を内観し、先哲

心療の注意と実験録　195

の遺芳をいたるところに求めて、書によってことを学ばないで自らの注釈で書を読み、事に接するにある。

白隠は既に禅についてこのことを言っている。曰く「もしそれ諸侯大夫は、朝覲を怠り国務を廃して枯坐黙照し、武夫は射御を疎かにし、武術を忘れて枯坐黙照し、商賈は戸店を鎖し、算盤を砕いて枯坐黙照し、農夫は犁鋤を擲ち耕耘を止めて枯坐黙照し、工匠は縄墨を捨て斧斤を抛って枯坐黙照せば、国衰へ民疲れ賊盗頻りに起こって国それ危からんか。然らば則ち衆民瞋り恨みて必ず云わん。禅は極めて不祥の大兆なり」と。

われわれは、静養についても同様のことが言える。人もしその資生産業をなげうち、思いのままに金を費やして転地静養ができないというのであるなら、医療は病を癒して生活を滅するものである。栗本鋤雲氏のようなひとは、9歳の時から肺を患い、26歳の時富士登山をやって、山嶺で多量の喀血をしたが、70歳の寿を保ち、江原素六氏も、壮年時肺を患ったが70余年の命を保った。ヘルマン・ブレーメルも肺を患ったが63年の寿を保ち、ファルケンシュタイン療養所を開いたデットワイレルは、やはり肺を患ったが65年まで生きた。ゲーテも壮年時には何度も喀血したという。カントは病弱の身を摂生によって長寿を保ち、白隠も肺を患ったが、内観で癒して長寿した。これらの人はすべて清新な情緒意志を発動して、性欲や食欲の乱れを調節転化したものである。いかに転地し、いかに食事に注意しても、このような精神的の静養がなければ静養の大半は失われているのである。寝て煩悶するよりは、起きて平安な心を抱いている方が数倍静養の本意に適っている。

老子曰く「寵辱驚くが若く、大患を貴ぶこと身の若くす。何をか寵辱と謂ふ。辱を下となし、之を得ても驚くがごとく、之を失ひて

も驚くが若し。何をか大患を貴ぶこと身の若しといふ。吾れ大患ある所以の者は、吾れ身を有するが為なり。吾れ身を無みするに及ばば、吾れ何の患かあらん。故に身を以って天下をおさむるよりも貴ぶものは、則ち天下を寄すべし。身を以って天下を為むるよりも愛するものは、乃ち以って天下を託すべし」と。すなわち真によく身を愛し身を貴ぶこと天下を治める以上の者にして初めて天下を委託するのに足りるというのである。

　王陽明もまた「身を養うと心を養うとはただこの一事」と言った。病に当たって、その肉身の苦を通じてかえって心を養う糧とすることに至って、初めて真の静養ができるのである。静養の意はけだしここに極まると言うことができるだろう。この場合に強烈な治療刺激を用いるならば、刺激の効果はその最大限度に作用するのである。その場合の刺激は、それが精神的刺激であっても物理的刺激であっても、化学的刺激であっても、実によく効く。キリストが「汝の信仰汝を癒せり」というのは、患者の信仰による平静な心がよくキリストの気合い、キリストの精神的刺激を受け入れる状態を言ったのである。静和のないところに刺激もまたその効を失う。漫々として水鏡のような静かな湖心にただ一石を投じてみなさい。波紋はここに団々と強く広く広がるであろう。病んだ人にとってはすべてのことがしゃくの種になるから、この静かな心がなかなか得られないであろう。故に一方には、正座、正姿勢、正呼吸によって身体から精神を静め、熱鍼の刺激によって神経を覚醒しながら、一方においては精神を奮い立たせなければならないのである。

　白隠はこのような場合に対して、われわれを励ましてくれる。彼曰く「如何がして真正の得悟は得ることぞとならば、塵務繁絮、世事紛然、七転八倒の上に於て、譬へば勇士の大敵に取り囲まれたら

ん時に、匹馬単鎗、大勇猛の精神を奮って、一方を突き破ってかけ抜かんず時の心持にて、正念工夫絶えずりもなく精彩を著け、手脚の下すべき様もなく、四面空洞として、心身ともに消え失せたる心地は、時々これ有る者に侍り。此の時恐怖を生ぜず、励み進み侍れば、一旦の得力は間もなく豁然たる者に侍り。総じて参学は妄念情量と戦ひ、昏沈睡魔と戦ひ、動静違順と戦ひ、是非憎愛と戦ひ、一切の塵境と相戦ひ、正念工夫を推し立てもて行く張合にて、不慮の省覚はこれ有る事に侍り。彼の勇施菩薩の如きは、大重禁を犯して懺悔すべきに地なし。徒に憂悲悩乱す。忽ち自ら大誓を発して、憂悩と戦って黙坐す。忽然として無生を悟る。雲門大師は、老睦州に左脚を逼折せられて大悟し、蒙山の異禅師は、痢疾を患ること昼夜、百次、身体苦しみ疲れて前面ただ死あるのみ。茲に於て大誓願を起し、苦痛と戦って死坐す。少焉腸大に鳴動すること数回、痢疾は拭ふが如く平癒して、大に得所有り。大円宝鑑国師の如きは、華園に入って聖沢の庸山老師に謁して所見を演ぶ。山漫罵して打て追出す。師憤然として煩暑の日竹林の中に入て、寸絲をかけず、裸形にして枯坐、夜に入て蚊子百万、競ひ来って身上に集り、囲んで師の肌を咬む。茲に於て疴痒と戦って、歯を切り拳を握って痴坐す。正気を打失せんとする者殆んど数次。図らず豁然として契悟す。昔調御世尊は、雪山に在って苦修六年、皮骨連立、芦芽膝を穿って臂に至り。慧可大師は、臂を断って自の本源に徹し、玄沙は泣く泣く象骨を下って、蹶転して左脚を破って徹骨徹髄し、臨済は痛棒を喫して破家散宅す。これ古今の榜様なり。三世古今の間に見性せざるの仏祖なく、見性せざるの賢聖なし。今時の如く、徒に空しく胸臆の凡解を恃みて、自己脚跟下の大事を了簡分別して以て足れりとせば、一生妄想の魔網を破ること能はじ。……蜷川新右衛門は、闘諍

198　心療の注意と実験録

喧嘩の席に臨みて大省力を得、太田道灌は、陣中に在って組み布かれながら和歌を詠じ、正受老漢は、其の里へ狼の数限りもなく来り集って讐をせし時に、所々の墓原に七夜まで坐し明したりと。是れは彼らに頸筋、耳の根など吹き嗅れんずる時に正念工夫、相続間断ありや否やをためし試みん為なりと申されき」と。

　求道の士はところと時を問わず精進していく。真に病を癒そうと決心する時は、その環境の不完全を超えて、よく精神的安静を得ることができるのである。いわゆる、刀折れ矢尽きてもなお肉弾を以って進むの概がなければならない。これこそ真の静養の精神である。しかももし環境が許すならば安臥して正息を続けるならば、一層回復の可能性が多くなる。器質的疾病はもちろん精神の安静だけで治るものではない。必ず強烈な物理的治療刺激を要求するものだが、この治療刺激の効果を減殺するものは患者の脅迫観念である。妄想である。迷である。精神的不安である。この精神的不安が取り去られるとともに物理的治療刺激は最も有効に働くのである。この両方面がそろって初めて疾病の完全な治癒が起こるのである。強迫観念を取り去るためには、治療者自身の心がまず中心を得ていなければならないが、強迫観念を取り去るものはやはり患者自身であることを忘れてはならない。

　森田正馬博士は曰く、「僧侶であって、日常南無阿弥陀仏を唱へ、弥陀の救ひを信じ、自分で安心立命して居る積りでいたものが、重い病に罹って、今更初めて仏様の頼りなさを知り信仰を失ひ、死の恐怖に襲はれて大騒ぎするやうな者が時々ある。之は思想の信仰であり、作った信仰であって、体験、獲得した信仰でなかったからである。やはり悪知である。転倒夢想である。何故人は死を恐れるか。生きたいからである。生の欲望がなければ死は何の意味

心療の注意と実験録　199

も有たない。死後の夢想の浄土ではいけない。現世に於ける事実の浄土でなければ面白くない。強迫観念に悩むものは則ちこの世の地獄であり、之れを脱却すれば則ち無碍自在であり、現実の極楽であるのである。それには思想の矛盾を去りさえすればよい。そこに煩悩はそのままに、解脱となることができる」と。

　しかし、思想の矛盾を去るものは意志である。志である。正息、正容のうちに起こる志は、よく身体の気を帥いて、思想の矛盾を統一するであろう。何となれば、心をもってのみ心を制しようとするのは、刀をもって水を断とうとするようなものであるからである。

　森田氏はまた曰く「神経質は、心配すれば益々身体に障ると恐れ、その心配の苦痛を何とかして去らんとし忘れんとして、あせりもがくから、益々煩悶苦悩となり、長い年月を経ても決してこれを忘れることができぬ。斯の如く若し、神経質の患者が徒に姑息な安心を求めようとして人に頼り、世をかこちする事を断然廃して、苦痛は当然之を苦痛し、心配は当然之を心配して自分自分になりきり、自分の人生を猛進して行けば、即ち常人と同様に、決して込入りたる神経質の恐怖や苦悶にはならないでしまふのである」と。

　これに暗示を与えるものは、故綱島梁川の苦痛の記録である。「苦痛の刹那、人は往々黙して聖者となる。苦痛の前には一切の煩悶、薄きこと霧の如く、眼中の山河大地も幻の如く漂ひ去らんとする。一念即一切、一切即一念は正しくこの境の光景なり。この時吾人は往々一種清涼の感　覚ゆることあり。大いなる苦痛の刹那、人に誇るべき何ものありや。恃（たの）むべきもの何ものありや。その好む所は何ぞ。その願う處は何ぞ。彼は只何をか恋ひ慕ひ、何をか恐れ惑ひ、何をか踠き悩むぞ。凡そありとある迷執薫染の源なるわれらが心の小壺の古黴は、一念清浄の水に跡なく洗ひ去られて、

中に燃ゆる唯だ沈痛厳粛なる苦痛の炎のみ。苦痛の炎は畏るべし。而かもそは往々にして能く百煩悩の結縛を解く。苦痛三昧は屢々清涼三昧なり。苦痛は必ずしも恐れ詛うべきものにあらず。苦痛は時に吾人を神に詣でしむる試練の聖殿たり。嗚呼人生の行路に惨痛の涙あり。而かも吾人はこの涙に練り浄められて屢々赤子无真に心に立還るなり。是くの如きは実にこの不可思議なる精の世界の一秘義なり。これ浮泛語にあらず。われはわが病床に於いて曽て屢々この秘義を味へり。謂はば生命の柱を噛み傷るともいひぬべき、一種劇甚なる肉の苦痛に襲はるる刹那、われはわが人生に対する多少の希望、多少の計画、多少の執着、多少の努力向上をば幾んど跡方もなく抛ち去るなり。かかりけるをり、予は屢々意気地なくも死の手に一攫し去らるる如くに感じたることもあれど、又屢々右に喪ひたるものを、左に取り還すの喜びを得たり。何の謂ぞや。大死一番のうちに真生命に触れたる一味の悦び、是れなり。肉に死して霊に生きたるなり。路窮まりて海開け、人苦しみて神を仰ぐ。見よ、この刹那、苦痛てふ岩根こごしき周りに、ひしと一筋に大慈の力に依り縋り優さしき帰依の真清水湧き出でて、いと温かなる意にぞ之れを潤ほしたり。辿り深き信楽の士の苦痛の涙は、感謝の一念に輝きぬとぞ聞きし。苦痛は人をして至誠ならしむ。真面目ならしむ。我執我慢を脱せしむ。而して又時に神秘の霊力を直覚する大勇の道士たらしむ。語に曰く、苦しい時の神頼みと。人、疾痛惨憺に会して未だ曽て天を呼ばずんばあらずと、古人も道ひぬ。これむしろ人情の至極なり。而して人情至極の煥発、これ実に神の最も近く在まし給ふ宮居にあらずや。孔子の極めて実際気質なるだに、尚その陳蔡の野に苦しむや、天てふ超自然力に我れの存在を結びて、以て自ら彊うし、自ら励ましたり。苦痛に秘義あり。『我が神々何ぞ我れを捨て

たまうや』の基督の一語、嗚呼世にも是れほど深奥無量の苦痛の秘義あるべしや。この一語、唯だ唯だわれらが一代の血涙を灑ぎつくして味ふべき也。語る能はず。説く能はず」と。

　このように苦痛に２種あって、一つは感覚的苦痛、一つは苦悩である。苦悩は感覚的苦痛が、大脳皮質に達して知覚となり、連合領と結合されて苦痛の情緒、感情を起こし、さらに理性と結合して迷妄を起こす状態をいう。この時意志が発動して、理性の混迷を統一し、理性は感情を統一し、感情は情緒を統一し、情緒は苦痛の知覚を統一し、苦痛の知覚を統一調和しようとする作用こそ苦痛に対する闘いである。苦痛と闘う時も、感覚的苦痛は容易に取れないが、精神的苦悩だけは取れる。ところが病者には感覚的苦痛がさほどでもないのに苦悩がひどく起こることがあり、この場合は感覚的苦痛が増す。感覚的苦痛の除去は、感覚的治療刺激の適用によって取り去られ、苦悩は内観によって取り去られる。倉田百三氏がその強迫観念を内観して脱去した記述がある。氏の「精神の忍受力と苦痛の克服」という文の結語がそれである。

　曰く「自分は強迫観念にかからなかったら得られなかったに違いない様々なことを学んだ。何よりも自分は合理的理想主義の不十分を知った。はからいと自然との微妙な関係を味識した。類ひなき辛抱強さと根気とを修得した。観照生活の誘惑から救はれた。更らに観照の世界に於ても、あらゆる見方をへめぐった。そして最後に一切の当為を捨てて、あるがままに生きること、私のはからいを捨てて弥陀のはからいにはからはれて生きることの、深き真理の趣きを味はしめられた。そしてこれは寧ろ、別事として、自分の健康が面目を一新した。永年の臥蓐生活を止め、殆ど常人と同じ生活状態に堪え得るに到った。思へば自分は運命の祝福を感じる。運命は自分

202　心療の注意と実験録

に尊い、暗示に満ちたる課題を与へ、しかも立派にこれを解決させてくれた。自分が受けたる異常なる精神の苦しみも、今は却って甘きものとなり、自分の生命の根を培う養ひとして貯へられたやうに思はれる。『我々は運命を耐へ忍ばう』－この語にはいづくともなく浄き光りが永久にてらして居るやうに思ふのである」と。

　しかしわれわれは、今神秘的な宗教的医学を主張するのでもなければ、迷信的療法を宣伝しようとするのでもない。われわれは古来、病気に対する精神的療法や精神的記述は、すべてただ精神の平静という、消極的方面にのみ有用なのであって、疾病を積極的に癒すには、すべて物理的、または化学的治療刺激を用いねばならないことを、判然と認めるのである。ただ、この理化学的治療刺激も、一度精神の平安を欠いた患者には無効である点を力説するに止まるのである。Howard W. Haggard 博士は、その著「メディシン・マンの昔からドクトルの今日に至るまで」において言っている。

　「医術に反対する多くの人々は、人間の心に深く根を下しているかの原始的医術の哲理に尚も執着してゐる。彼等はあらゆる治療の方法を拒むのではない。彼等が反対するのは、近代医術の原理或は哲理である。この種の人々は自然科学から生れる近代生活の物質的条件をとり入れ、又それに順応して行く。しかし、常に変化して行く近代生活の哲理と歩調を合せて行く事は出来ないのである。彼等は単に自動車に乗っている野蛮人に過ぎない。医学には二種類の哲理がある。原始的或は迷信的な哲理と近代的あるいは合理的な哲理とである。此の二つはお互に全然反対し合ってゐる。前者の信条によれば、病気は超自然的な力に依って起る。此の信条によると病気は罪悪と関係している。そしてそれはあらゆる病気は或る種の害悪から生れるものと信じ、此の害悪を儀式的或は迷信的な方法によっ

て征服しようとしたり、或は念願に依り退散させようとする宗教的色彩を持っている。之に反し、合理的な医学は、あらゆる病気は当然な原因から起こるものだという考えに基いてゐる。即ち病気は無知から生れるものだと云う。文明人は病気を起こす力を減するのに精神的な方法でなく、物質的な方法を試みる。彼は病気を超自然的なもの、或は人道に背いた罪の産物とは見做さないで衛生上の規則を犯した結果であると考える。知識のみが、病気を防止する唯一の手段だと認識してゐる。病気を予防し、また治療するために用ひる手段は科学的な討究から得たところのものであり、且又実験によってその結果を証明されたところのものである。……この合理的医学に対して反対者のあることは不思議な事ではない。人間の先天的な性質では、原始的医術を殆んど直感的に信じるものである。そしてこの直覚は教育と思慮とに依ってのみ改めることができるのである。多くの人々は、単に文学的、或は宗教的の教育を受けているだけであって、健康問題に関して合理的に考へることなどは少しも学んでいない。彼等は科学の原理を了解していないために、ねばり強い意見とか、感情とかに支配されてゐる。何故なら意見とか感情とかは信仰の問題だからである。同様にして野蛮人が文明と接触するやうになった場合には、文明の医術などを採用する事がない。彼等は世間並みの衣服を着けたり、缶詰の食物を食べたり、或は自動車に乗ったりするようになるが、併かし心の中にはいつまでも野蛮性が残っている。彼等は先祖の哲学に執着し、そして好んで、秘かに、悪魔に貢ぎ物をしたり、又妖術使いの医者に相談を持ちかけたりする。かくて合理的な医術は、深く根ざした原始的な信仰から反対を受けるのである。合理的医術は他の如何なる手段よりも、もっとよく人類の知的向上を示すところの文明の成果である。文明が進

歩すると、合理的医術が大いに原始的医術を駆逐するようになる。文明が退歩してくるとその反対の現象が現われてくる」と。

　われわれは現代医学の進歩の恩恵を、まず伝染病の予防において、外科手術の進歩において十分感謝する。しかしながら、これらは今後漸次社会的施設に利用されるべきものであって、個人の慢性的疾患に対する療法は、漸次化学的刺激療法としての薬物療法から、物理的刺激療法に向かって、その最も新しい分野を開きつつある。これは一方には、生物、物理、化学の発展に伴って、漸次その学理的根拠を明らかにしつつある。しかしながら、すべての治療刺激のドーゼ（分量）は、まったく患者の疲労度のいかんに起因するので、物理的治療刺激を与えるに当たって、患者をできうるかぎり疲労しないように導かねばならない。だが、人間の疲労のうち最も疲労効果の大きなものは精神の疲労である。故に精神の疲労度を減少する方法が最新医学の立場から言っても、十分考慮されなければならなくなったのである。けれども、精神の疲労を回復する方法に至っては、どうしても心理学的研究が必要である。かつまた、医学上の立場からいう治療刺激は、精神の疲労度を必ず考慮に入れなければならないのだから、結局、これを単に物理的刺激として扱うことができなくなる。そこで医学上用いる刺激療法は、心理的刺激療法にまで展開する必要がある。しかしこの際、刺激法とともに必ず休養法が考えられなければならない。だが、精神の休養ということは、結局悟りの問題に関係してくる。したがって、医学は刺激に対する休養の問題において、ついに宗教と相関係せざるを得ないということになる。

　われわれが既に説いたようになる宗教的態度は、積極的刺激に対する消極的休養法として、病者にとっては絶対に必要な態度でなけ

心療の注意と実験録　205

ればならない。しかしながら、何度も言うように、休養の真義は患者自身の決心によるべきであって看護者はこれを指導するに止まる。そしてともに病に耐えていくようにするのである。

　小酒井不木博士は「嘗て私は第十七世紀の英国の有名な内科医シデナムの著した『痛風論』を読んだとき、この偉大なる学者が自分で痛風に悩んでゐたため、その書の内容には如何にして痛風を治すかといふよりも、むしろ、如何にして痛風に堪えて行くべきであるかといふことが書かれてあるのを知って、頗る感動したのである。痛風は難治の病であるから、痛風に堪える工夫をせよといふのがシデナムの説こうとした眼目であった。私の闘病術なるものも、要するにこれと同じであって、自分自身が久しく結核に悩んで居る関係上、如何に結核を治すかといふことに焦心するよりも、先づ如何に結核に堪へて行くかといふことを考へた方が得策と思ったのに外ならない。病と闘ふ以上、苦痛を覚悟しなければならない。苦痛に堪へるには苦痛を迎へなければならない。これが闘病術の眼目なのである」と、言っている。

　また氏は、正岡子規の言った言葉「生死の問題は大問題ではあるが、それは極く単純な事であるので、一旦あきらめて仕舞えば直に解決されて仕舞ふ」というのを評して曰く「子規にとっては生死の問題よりも、肉体的の苦痛と、ひいて起こるところの精神的の苦悶の方が大問題であった。子規なればこそまだ耐え忍ばれて来たのである。通常の人間なれば自殺はしないまでも、悶々として長い日を怨嗟と悲嘆に暮すより術はないであらう。彼は痛い時には号叫、絶叫し、その声が隣家にまで達したと云はれてゐるが、それは一種の自らを救ふ術であった。子供が痛さに泣くと云ふのとは違って、そこにある余裕があった。所謂『あきらめ以上』の心境があった。

……子規の書いたものを見ると、肉体の苦しみと、子規の心は全く相離反した状態にあったことが瞭かに見えてゐる。肉体の苦しみに一々精神が引ずられてゐたならば、一日たりとも満足に筆を執ることは出来なかったであらう。ある時は、苦しまぎれに絶叫したこともあったが、それはある意味での苦痛を征服する術であった。然も芸術に対してはどこまでも厳粛であり、自己の信念の前には一歩も譲らなかった。……彼が病床から歌壇に与えた檄文は、実に読む者をして襟を正さしむるものがある。子規は『病気であるから……』とか『病気故に』とは云ってゐなかった。常に健康者の立場にあった。……その気魄があってこそあれだけの痛烈なる檄文と作品が生れたのである。作品の上ばかりでなく、その気魄故にあれだけの苦患を切抜けることが出来たのである。子規は神も仏も信じなかった。まして神に依って病気を治して貰おう等とも考へなかった。勿論神仏の力で病が治るものとも思はなかった。ただ信じ得るものは『自己』のみであった。彼には神の存在を信ずることが出来なかった。もう彼には神も必要ではなかったのである。……子規は救はれる対照としての神仏の必要を認めなかったのである。アンリ・バルビュスは神の存在に就いて『人々には神がなければならないと云ふ必要以外に神が存在するといふ証拠は一つもない。神は神でない。それは吾我に欠けてゐるものの総称なのだ。空に持って行かれた吾々の愛なのだ。神。それは祈りだ。それは何ものでもない』と云ってゐるが子規は、その『神がなければならないと云ふ必要』さへ感じなかったのである。ただ有るが侭にあらせるより致方がなかったのである。いくらもがいても、いくら祈っても、どうにもならないことを知って、始めてそこに安住の地を得たのである」と。

　また氏は続いて子規の絶筆と死に就いて曰く「この絶筆は子規の

心療の注意と実験録　207

臨終わづかに十二時間前に書かれたものであるが、その句の確さと死の直前に似ず何等の焦躁もなく、その静観の深いことと、もう一つはその筆力は垂死の病人とは思はれぬ遒勁さに驚くの他はない。恐らくはその筆蹟を見たならばそれが十幾時間後幽明境を異にする人の手に依ったものとは誰しも信じないであらう。さすが子規なればこそ、これだけの沈着と静観の余裕を持ってゐたのである。羅馬は一日にしてならず、子規のことは死に直面して尚、周章狼狽せず泰然としてゐたのは実にあの八年に亙る苦患の試練の賜であったのである。然もその八年の試練の烈火によく耐へ、よく戦ひ、よく征服して来たからであった。病中脆くも病気に敗北してゐたならば、これだけの奇蹟的の長寿を保つことも出来なかったであらうし、死に面してこれだけの沈着さもなかったであらう。病気を征服することは、一つには『死』を征服することにもなるのである。古来謂ふところの英雄偉人と雖、子規の如く静なる安らかなる最後を遂げた人は少からう」と。

　王陽明は、嘉徳6年5月、勅命を奉じて、広西省地方の反徒を征し、凱旋の途中についに病を得た。年譜に「先生起坐咳喘不已」とあるから、恐らくは肺患であったと思われる。病篤きに及んで、門人周積が来て謁した。陽明従容として問うて曰く、「子が近来の学業如何」と。また曰く、「病勢太だ危し。然れども死せざる者は元気のみ」と。29日に至り、周積が再び入見した。陽明は今や昏睡の境にあったが、やがて目を開いて積を見て曰く、「吾去らん」と。積は涕泣して遺言を問うと、心持ち笑をその蒼顔に洩らして曰く「此心光明、亦復何をか言わん」と。ああその透徹した心境に生死は一如となって飛躍している。

　また、困苦欠乏のただ中にあって働きつつ、あえぎつつ、しかも

なお精神の平静を保ち得た実例として徳永規矩を挙げることができる。彼は病と貧に攻められて「縦ひ病苦を免れ得るも、亦将に餓死を免れ得ざらんとす」と言い、「此時に当たってや赤貧洗ふが如く、万巻の書籍、伝家の宝刀、皆悉く之を薬餌の料にし、余す所更に一物もある無く、炊烟屢々絶えて釜鍋其職を失ひ僅に冷泉を掬して漸く餓腸を医せる時もありき。されど吾等はこれを敢て他に知らしむるを求せず。静にパウロの命ぜし如く、『業をなして己のパンを得ん』ことを勉めつ。ここに信子は近隣の依頼に応じ、看護と育児との余暇を以って日夜針綾の業に従事し、未だ十歳に満たざるの孝子は、製紙に用ゐる藁を摘んで、もって母の家計を助け、六歳のつぎ子は子守の重任を担ひ、四歳の芳子は余に侍して、殊勝に使令の役をつとめ、ここに一路の煙を継ぎ居たり。然るにこの時赤痢流行して、芳子先づこれに犯され、孝子次いで相患ひ、二人共栄養不良の故を以て、病は益々憎悪し、殆ど二ケ月に亙るも尚本復する能はず、そして、何んぞ図らん。吾が家の信子自身も、亦遂に病魔の擒とならんとは。嗚呼是れ何等の悲痛惨劇ぞ。余は実に『エリ、エリ、ラマ、サバクタニ』吾神、吾神、何ぞ吾を見捨て給ふや。を連呼せり。余は実に再三『此刺を吾より取去り給はらんこと』を祈れり。……然るに是等の劇しき刺激のためにや、未だ幾日ならざるに、余は又復非常の大喀血を起しぬ。況んや当時窮乏愈々甚しく、縦ひ病死を免れ得るも、亦将に餓死を免れ得ざらんとす。……依りて吾等は只々心静かに其日々々に賜はる所に安んじて、此垂死の病人より敢て米粒を食する事なく、甘薯、麦の粉などに露命を繋ぎ、盛夏に至るも尚未だ蚊帳すら意に任するを得ず」と記している。

　このうちにあって、彼はその信仰を深めた。それは単に苦しい時の神頼み以上のものであった。それは外なる神というよりは内なる

神というべきであった。他信でなくて自信であった。故に彼は逆境の恩寵を言って曰く、「患難は恩恵の前駆なり。困苦は祝福の半身なり。我が劣悪なる凡ての物を取り去り給ふは、神の善美なる優れるものを賜はんが為のみ。即ち人生の困苦艱難は、至仁至徳の全能者が、其愛児等に向ひて福音を伝へしめんが為に、特派せられたる恩恵の天使に外ならず。然るを吾人が蒙昧なる、時に或は之等の天使に対して、敢て之を歓迎するの道を知らず、反りて之を拒絶して、併せて彼等が齎らし来れる天来の恩恵をも斥けんとす。愚も亦甚しからずや。而して余も亦此至愚者の一人たるを免れざりき。嗚呼余は実に此の天使の手を脱せんが為に、如何に劇しき反抗を試みたるよ。されど愛なる父は敢て余が滅亡に赴くを許し給はず、『我大に昇るとも爾は彼処に在まし、我れ我が榻を陰府に設くるとも視よ、爾彼処に在ます。我れ曙の翼を借りて海の果に棲むとも、彼処にて爾の手我を導き、爾の右の手我を保ち給ひて、余は遂に逃るる能はず、暗き天使は手を延ばして余を我が神より遠ざけんとする我が健康と産業を奪ひ、余が企つる凡ての経営を悉く根底より壊し、疾患と艱難と窮乏とを以って我を潔め、恩寵裕かに爰に今日あるを得させ給えり」と言っている。

　ただ、いたずらに神や仏に頼ろうとする時には、かえって煩悶に陥るが、内在的なる光に接する時は他力的表現をしてみても、結局は烈々たる自力的、意志的闘病過程を現わしてくる。故に真の平静はかえって烈々たる闘病の勇者にこそある。ただ寝、ただ食い、ただ薬餌に親しんで自らの姿勢を正さず、呼吸を正さず、さらに精神を自己の本務に一到せずして、どこに静養があろう。病める者よ。その病床に飛躍する生命の姿をごらん。また、病者の家族たるもの、または病者の看護をする者は、自ら率先して、姿勢、呼吸、精

神を統一、一到してゆかねばならないのである。正岡子規は、その随筆中に、所々「看護難」を叫んでいる。

　彼は記して曰く「病気の介抱に精神的と形式的の二様がある。精神的介抱と云ふのは看護人が同情を以って病人を介抱することである。形式的介抱と云ふのは、病人をうまく取扱ふことで、例えば薬を飲ませるとか、包帯を取替へるとか、背をさするとか、足を按摩するとか、着物や布団の具合をよく直してやるとか、そのほか浣腸、沐浴は云ふ迄も無く始終病人の身体の心持よきやうに傍から注意してやる事である。食事の献立塩梅などをうまくして病人を喜ばせるなどは、其中にも必要なる一箇条である。此二様の介抱の仕方が同時に得られるならば言分はないが、若し何れか一つを選ぶといふ事ならば、寧ろ精神的同情のある方を必要とする。うまい飯を食ふ事は勿論必要であるけれども、其の介抱人に同情が無かった時には甚だ不愉快に感ずる場合が多いであろう。介抱人に同情さへあれば、少々もののやり方が悪くても腹の立つものでない。けれども同情的看護人は容易に得られぬものとすれば、勿論形式的の看護人だけでも、どれだけ病人を慰めるかわからぬ。世の中に沢山あるところの所謂看護婦なるものは、この形式的一部分を行ふものであって、全部を行ふものに至っては甚だ乏しいかと思はれる。勿論一人の病人に一人以上の看護婦がつききりになってゐるときは形式的看護の全部を行ふ訳であるが、それも余程気の利いた者でなくては、病人の満足を得ることはむづかしい。看護婦として病院で修業することは、医師の助手の如きものであって、此処に所謂病気の介抱とは大変に違ってゐる。病人を介抱すると云ふのは畢竟病人を慰めるのに他ならぬのであるから、教へることも出来ないやうな、極めて些末なることに気がきくやうでなければならぬ。例へば病人に着せ

心療の注意と実験録　211

てゐる布団が少し顔にかかりすぎて居ると思へば、それを引下げて
やる。布団が重たさうだと思へば、軽い布団に替へてやるとか、或
は布団に紐をつけて上へ釣り上げるとか云ふやうなことをする。病
人が自分を五月蠅がってゐるやうだと思へば少し次の間へでも行っ
て隠れてゐる。或は他の人を呼んで来て、静かに愉快に話しなどす
る。或は病人の意外に出でて美しき花など見せて喜ばせる。或は病
人の意中を測って食ひたさうなと云ふものを旨くこしらえてやる。
斯様な風に形式的看護と云うても、矢張り病人の心持を推し量って
の上で、これを慰めるやうな手段を取らねばならぬのであるから、
看護人は先づ第一に病人の性質と其の癖とを知る必要があるけれど
も、是れは普通の看護婦では出来るものが少ないであろう。多くの
場合に於ては、母とか姉とか妹とか、一家族に居って、平常から病
人の癇癪の工合などをよく心得てゐるものの方がうまく出来る筈で
ある。けれどもそれも実際の場合には、中々病人の思ふやうになら
ぬので病人は困るのである。一家に病人が出来たと云ふやうな場合
には、恰度一国に戦いが起ったと同じやうなもので、平常から病気
介抱の修業をさせると云ふ訳にはいかないのであるから、そこは、
その気の利き次第で看護の上手と下手とが分かれるのである」と。

　思うに一歩を進めて、家族が平時から看護の常識と、看護の正し
い態度を修養しておくべきであろう。

　小酒井氏曰く「『昔から一に看病二に薬』と云ふ程、看護は治病
上に重要視せられてゐる。事実、看病の如何に依って、その病気の
消長が決せられる場合はいくらもある。その重大な使命を持つ看護
こそまた難い哉と云はざるを得ない。殊に結核患者は、神経質にし
て感情激し易く、病気の中最も看護の困難なるものかも知れない。
職業看護人は『肺病患者は我儘である』と云ふ。成る程、肺患者は

重患の場合でも、比較的精神は確乎としてゐる為、種々な不平や鬱憤をも洩らすであらうが、一面には看護人（主に家族であるところの）が、肺患者をして我儘にせしめたのではなからうか。所謂、患者を温室療養に依って患者の云ふが儘に、為すが儘に放任してゐた為め招いた結果ではなからうか。『どうせ治らぬものであるなら思ふやうにさせて置け』と云ふ憐憫の情が斯うした結果を齎らせたのではないか。と共に、患者自身が『不治』と云ふ観念に囚れ、『どうせ治らぬものならしたい放題をしよう』といふ態度にあったからではないか。ーさう云ふ観察をすることも強ち無理ではない。もしさうであるならば、患者自身が『不治』と云ふ観念をすてて『必治』の信念を持つことに依って、容易にこの我儘を矯正することが出来ると思ふ。考へやうに依っては、看護の巧拙も、結果の良否も、皆患者の態度一つである。神の如き慈愛深き看護人があらうとも、患者の心が奸佞邪智、その愛を素直に享くることを知らなかったならば、遂にその慈愛も無駄となるであらう。故に先づ患者が看護人に対して、すべてに善意を以って迎へると共に、『看護をさせよう』と云ふのではなくして、『看護をして貰はう』……もう一歩譲って、看護して貰へることに感謝すると云ふ態度にならなければならぬのである。かかる態度であるならば不平もなく不満もなく、快よい病床を送ることが出来るのである。病院などで患者がよく、雇用した看護人の不平、不満から、不愉快な日を送るばかりでなく、看護人と口論して発熱するやうな人があるが、金を使って不愉快なことを招くことは実以って馬鹿気たことである。勿論、中には性質のよくない職業看護人もあるが、重にさういふ結果を招く原因は患者の看護人に対する態度（或は使用する方法）が当を得てゐないからである。罪は患者自身にあるのである。私は先づ第一に、

心療の注意と実験録　213

『一に看病』でなくて『一に治病精神を確立し、二に看護人の力を借りたい』と思ふのである。それも病変があって、看護人が無ければ病気を悪化する虞があると云ふ場合に限って、依頼するとし、その他の場合は先づ、出来るだけ自分自身で処理して行きたいと思ふ。患者の中には、格別多忙でない妻がある場合も、職業婦人を雇用することがあるが、これは無駄なことでもあるし、また甚だ不利である。看護に最も必要なる要件は、患者の習性をよく理解することであるが、その点、妻をおいて他に適任者を求めることは出来ない。その最も適任者をおいて、之れを他に求めることは不利であるし、無駄なことである。中には妻に伝染することを恐れる結果、かかる方法を講ずる人もあるであらうが、その点は決して憂ふるに足らないことである。由来、結核の治癒した人、また長期間安らかに、病床生活をつづけた人は、その背後に良妻のあったことを忘れてはならない。もう一つ家族の患者に対する恩愛である。これは実に日本の誇りである。外国に於ては偶々、その子供が結核で悩んでゐる時、その親は宛然他人が病床にある如き態度を執ることがよくある。その息子である患者も亦これに慣れて、格別不平も洩らさないと云ふ風である。左様に孤独に慣れてゐるために、外国ではサナトリウムに入院しても、患者が左程の寂寥を感じないが、日本人は特種な家族制度の下に育ってゐるために、どうしても孤独生活に堪える力が弱いやうである。そのためにサナトリウムに入院しても、怏々として日を送るために、外国に比して、その成績が挙らないと云ふ状態にある。併し、これを家庭に療養する点に於てみるならば、遥かに外国の及ぶところではない。われわれはこの点を大いに感謝すると共に、善用したいものであると思ふ」と。

　全く家庭における看護こそ最も理想的な看護である。これに正し

214　心療の注意と実験録

い姿勢と正しい呼吸を加えるならば、最も完全な看護治療の道が開けるとともに、病床において、われわれの生命は無限の飛躍と進展をつづけるであろう。それは単なる興奮ではなくて、深い内観によって見出される人格の飛躍である。エマーソン曰く「人格はその物の外何物もこれを模写することが出来ない。……この人格なる生命の火焔の前に出でては、文学上の天才も死の如く冷い。かくの如きは、私の重い心に生命を与え、自然の暗黒を洞察する雙眼をこれにあたえるものである。これがあれば私は貧しいと思ふ時に最も富裕である」と。

このようにして、われわれの人格はわれわれの中心において見るのほかは、医者も薬も手の届かない所にある。病床に病める兄弟よ。願くば、その呼吸を鎮め、その心を一にし、内なる薬を汲みとり、貯へ、内なる心を中心に一到して、一日一日、一刻一刻とその内観の効を積まれんことを。（以上心療の注意として著者記）

2. 皇方医学としての心療　　陸軍少将　野沢禎吾

1. 明治維新の際、世界に卓越したわが国伝統の精神文明は、旧来の
陋習とともに一蹴され、知識を偏重する泰西の科学文明は、こ
れと置き換えられたが、今はかえって行き詰まりの状況を呈し
つつある。

①東西文明がその趣を異にするのは、事物に対する観察および研究
の態度が根底から相違していることによる。

　イ. 西洋、個別的観察、一方的考案、分析的研究、帰納的論結。

　ロ. 東洋、全体的観察、関係的考察、総合的研究、演繹的推理。

　ハ. 西洋には自然科学が起こり、唯物主義が生じて物質文明が発達
　　　し、東洋には物心一如の哲学が起こり、生命主義が生じて精
　　　神文明が発達したことは、けだし必然の結果である。

②自然科学は分析に分析を重ねて微に入り、細を極め、局部的解説
はすこぶる的確であるが、結局唯物主義に流れ、全体の中心を把
握して真の生命に触れることはできない。したがってこれを偏重
する時、その文明は遂に行き詰まりを生じる。

2. 西洋医学もまた自然科学により、人間を物的対象として研究する
唯物的医学なので、その進歩、発達はすこぶる偉観を呈するに
もかかわらず、その診療は結局また行き詰まりの運命を免れな
い。

①西洋医学の部門

　解剖学：死体を解剖して人体各器官の形状、構造、組成および相
　　　　　互関係を研究する。

　組織学：顕微鏡下において微細な部分を研究する。

生理学：各器官固有の作用およびその人体に対する関係を明らか
　　　　　　にして、人体の正常な生活現象を説明する。
　　病理学：疾病発生の内外諸因、疾病の成立、疾病の経過、生理学
　　　　　　的・解剖学的・組織学的な変化、疾病の転帰などを研究
　　　　　　する。
②西洋医学の特長
　　以上の諸学を応用して、病名を決定し、これによって治療を体験
　するのは、西洋医学の特色である。したがってその原理は分析的
　に明確にしてその治療方法は独断的でないことを特長とする。
③西洋医学の欠点
　　人間は物心一如の生命体であるにもかかわらず、これを物的対象
　として研究し、したがって物体存在としてこれを治療し、心理的
　方面を閑却するようになる。

３．東洋医学によって西洋医学の行き詰まりを打開しようとする声は
　　既に内外に起きている。しかし、決して一朝一夕の業ではな
　　い。
①昭和６年８月某日国民新聞は、西洋の専門家にその企てのあるこ
　とを報道した。
②国内においても近年皇漢医学の勃興を始めとし、漢方医家の活躍
　は年とともに注目すべきものがある。
③しかし、東洋医学は全く西洋医学とその趣を異にし、一見氷炭相
　入れざるの観があって、両者の総合統一はすこぶる困難である。
　イ．東洋医学の特長
　　　ａ．主として心理的に人体を観察し研究するもので、数千年来、

心療の注意と実験録　217

東洋人の生命を取り扱う間に幾多の貴重な体験を有する。

ｂ．人体を色心一如の生体として取り扱い、主として心理的である。

ｃ．病証の診断および治療の方法は、体験的で、その際絶えず生命を中心とする色心相互の関係および人体および人体各部の全的相互関係に注意し、達するとついに直覚的診察の域に達する。

ｄ．診断治療ともに簡易で、しかも正確なことを特長とする。

ロ．東洋医学の欠点

自然科学的根拠が薄弱で独断に流れやすく、迷信に陥りやすい。

ハ．このように一見氷炭相入れない東西の医学を総合して統一し、両者の特長を発揮させようとすることは容易な業ではない。

４．皇方医学の目的

①皇方医学の目的は東西の医学を止揚し弁証して、最も簡易に両者の特長を発揮させるほか、一切の民間療法の王座に立ち、これを各その全能力を発揮させようとすることにある。

②東西医学の止揚、皇方医学の弁証。

イ．一見氷炭相入れない東西の医学を融合し統一するには、おのずから法がある。優秀な弁証法の適用がそれである。

ロ．東洋の弁証法として、ここに天台三諦円融の方法を応用し、先ず正反合の互具を見、その後正反を融合する方式を調べると下のようになる。

　　正（反と合とを具す）
　　　　　　　　　　　　　　　合（正と反とを具す）
　　反（正と合とを具す）

ハ.なおこの方式を東西医学の止揚に応用すると以下のようになる。

　　a.西洋医学（および心理学）で東洋医学を批判し、立証する。

　　　　（イ）東洋医学の豊富な体験中には限りない西洋医学および理学の最新科学的説明を容れる余地がある。

　　　　（ロ）体験は科学によって批判し、立証される結果、普遍妥当性を有する学的根拠を備え、従来の独断的旧習を脱却して、だれでもこれを学び、これを理解し、これを応用することができるようになる。

　　b.東洋医学で西洋医学を見直し、これを東洋医学の大殿堂に抱擁し、整頓する。

　　　　（イ）自然科学的西洋医学の学説は、心理的東洋医学の体系中に整頓される。

　　　　（ロ）唯物的西洋医学の理論は、大自然の大生命を根底とする生命主義的東洋医学の大殿堂中に整備される。

③このように弁証し得た皇方医学の特色は以下のようである。

イ.東洋医学の長所が、色心不二の生命主義を中心として統一的光輝を発揮すること。

ロ.自然科学的および精神科学の検討を経て、活きた人間の生命活動を如実に観察し、体験するものであること。

ハ.論理は正確で、だれでもこれを理解し得るべく東洋従来の神秘主義がかえって深く最新科学の示すところに合致することを知ること。

ニ.診療の原理比較的簡明にして応用しやすく、ことに熱鍼心療法はほとんど費用を要しないので、家庭に普及するのに適すること。

心療の注意と実験録　219

５．皇方医学の根本原理

①人間は色心不二の完全な総合的生命体である。

イ．人間は肉のみの存在ではない。また、心のみの存在でもない。

ロ．肉と心とは神経によって連絡し、両者相互に反応しつつ完全な生
　　命活動をなすものである。すなわち肉に異常あれば神経の異常
　　興奮によって心に反応し、心に異常あれば神経の異常興奮に
　　よって身に反応する。

ハ．この原理は人体における色心不二の生命活動を科学的に説明した
　　もので、皇方医学のすべての原理原則の中心となり、診療の根
　　本観念として常に明確に把住すべきものである。

②人体は生理的には表裏相応じ、物理的には（あるいは生理的に
　も）前後、左右、上下互いに拮抗を保つものである。

イ．アミーバのような原形質の単細胞が自然界より各種の刺激を受け
　　て、これに順応しつつ人類にまで進化を遂げる道程において
　　は、絶えず力学的法則に左右されたことは論を待たない。

ロ．これ故に、内は人体を包み、外は自然界の刺激に直接する皮膚
　　が、体内の筋骨臓腑などと表裏相応するのは必然的結果であ
　　る。

ハ．また人体の各部が、左右前後上下互いに相拮抗しつつ、均衡を
　　保っているのは疑う余地がない。

ニ．この原理は皇方医学の骨幹とする経絡論（骨度等分法による孫
　　絡、経絡、経穴などの位置の決定およびその診療的意義など）
　　の理解およびその活用に必要なるものである。

③百病は一気の渋滞から起こる。

イ．肉心の異常は神経の異常興奮を起こし、ひいて一気の渋滞を感
　　じ、病気を自覚させる。

ａ．古人曰く、気と言て血と言はざるは気行くときは則ち血行く
ことを知るべし。

ｂ．仏国の有名な動物学者キューヴィエ曰く、神経系統こそは真
に動物の一切である。その他の諸系統は単に神経系統にかし
ずくものに過ぎない、と。

ロ．肉心の異常には各々内外の諸因がある。

ａ．肉体の異常を起こす内外諸因。

内因：体質、飲食、過労、房事など。

外因：寒暑風湿など。

ｂ．精神の異常を起こす内外諸因。

内因：性質、思想、内省的心作用（喜怒哀楽の感情など）。

外因：対外的心作用。

ハ．疾病の自覚。

ａ．生理的には前述のように、肉心の異常が神経の異常興奮を起
こし、

ｂ．心理的には感覚によってこれを一気の渋滞と体験し、同時に
病気を自覚する。

ニ．この原理は病気とは神経の異常興奮にほかならないゆえんを明ら
かにするものであって、次に述べる原則とともに皇方医学上、
生理学的および病理学的諸学説の骨子をなすものである。

④病の応は大表に顕わる。

イ．この語は中国春秋戦国時代の名医扁鵲の語として伝えられるとこ
ろ、皇法医学においては最も根本的学理として診断および治療
上にもまた最も重要なものである。

ロ．疾病の反応として皮膚表面に知覚過敏帯を顕わすことは、西洋医
学においてもヘッド氏がこれを唱え、幾多の学者がこれを証明

心療の注意と実験録　221

したところであるが、東洋医学においては数千年前既にこれを発見し、爾来体験を重ねること極めて深く、その所説は経絡論として医学上最も重要な地位を占めた。

a.人体は極めて巧妙に構造組成されているといえども、その間また大小の弱点は少なくない。疾病の反応はこれらの弱点をたどって先ず経穴に現われ、次に経絡に現われ、ついに孫絡に現われる。

b.反応は結局また一定の部位に止まることなく、下記のように移行循環するものとする。

$$頭 \begin{array}{c} \rightarrow 陰部 \rightarrow 右手 \rightarrow 左背左脇 \rightarrow 左手 \\ \leftarrow 左足 \leftarrow 右背右脇 \leftarrow 右足 \leftarrow 腹 \quad \downarrow \end{array}$$

ハ.病内に発すると、神経は生理的作用および生物電気の作用によって、その疾患に相応する皮膚表面上の弱点に知覚過敏反応を顕わすようになる。

a.生理的には例えば、内臓に病を発すると、これに分布する自律神経すなわち交感神経および副交感神経に異常興奮を起こし、一方は関係交通枝より脊髄神経の後根を経て知覚神経の末梢に伝わり、ついに相応する皮膚表面の知覚を過敏にさせると同時に、他方は上行して第三脳室付近における中枢を迂回しまた来てこれに合する。

b.生物電気は刺激を受けた部位に（－）電位を集中する。例えば内臓に疾病が発すると、これに分布する自律神経の異常興奮およびその部分の鬱血により、（－）電位はここに集中すると同時に前述のような神経の伝導経路に従って結局相応する皮膚表面に（＋）の電位を集中し、前述の知覚過敏とともに一気の渋滞を感じさせる。

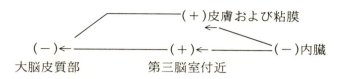

　　c．前述のように神経によって皮膚表面に知覚過敏を生じ、かつ（＋）電位を集中すると、次いで血行にも異常を呈し、ために凝実もしくは虚衰を来すようになる。
二．この原理は診断および治療上極めて重要なもので、その応用はまた窮まりがない。例えば、
　　a．診断に当たっては、
　　　（イ）酒精診断法（酒精をひたしたガーゼで皮膚を払拭して発赤部を探る）によって知覚過敏帯を探り、その部位に照らして疾患を診断する。
　　　（ロ）あるいは熱鍼、指圧、または触手の感応によって経穴、経絡、孫絡の知覚過敏および凝実虚衰を捜り、もって疾病を診断する。
　　b．また、治療に当たっては前述の過敏点、過敏線、過敏帯などに熱鍼刺激を加えれば―はその部位における知覚神経を鎮静し、ひいて相応の内臓に分布する神経を鎮静すると同時に、他は刺激部位に（－）電位を高揚して、その（＋）電位を鎮め、ひいて相応の内臓における（－）電位を鎮めもって一気の渋滞を疎通することができる。

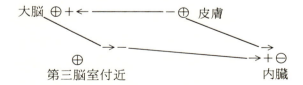

心療の注意と実験録　223

ホ、熱鍼刺激による治療上の効果は前述のほか、なお下記の効果が
　あることは科学的に証明された。

　　a.九大の原志免太郎氏の研究によれば、施灸後24時間内におい
　　　て既に中性多核白血球（病的ではないもの）の著しく増加す
　　　るのをみる。ただし、リンパ細胞は一時かえって減少するの
　　　をみるが、第二日からこれまた主加して白血球増加の主因に
　　　参加するようになる。

　　（イ）京大の時枝薫氏、京都医大の青地正皓氏、大阪医大の藤
　　　　井秀二氏などの研究の結果も、またおおむね上記の原氏
　　　　の説を追証した。

　　（ロ）殊に藤井氏は皮膚鍼で皮膚の知覚神経を刺激するだけで
　　　　も、白血球を増加することを証明した。

　　b.また青地、原両氏の研究によれば、灼傷刺激は一種のワクチ
　　　ン療法、殊にたんぱく体療法となることを証明した。

　　c.なお、赤血球、その他酵素の増加など、その効果の詳細は本
　　　書第一部につまびらかである。

　前述のほか、なお大小幾多の原理のあることは論を待たないが、
紙幅に限りがあるので、これを省略した。

6.心療の真道。

①心療は精神と肉体とを総合する生命自身の全的活動を促し、これ
　によって生命の弁証的発展を遂げさせることを目的とする。

イ.健康は生命の順調な発展であって、疾病は生命発展の矛盾にほか
　ならない。したがって、これを弁証して生命の順調な発展に復
　帰するのは生命自身の力によらないわけにはいかない。

ロ.生命こそは名医である。生命それ自身に優る名医はないことを確

信せよ。

ハ.精神的には病苦を治療力として利用し、肉体的には皮膚の最も適当な部位（経穴、経絡、孫絡など）に最も愉快、かつ最も有効な刺激を音律的に与えて、もって生命力を全的に発揮するのが心療の目的である。

　　a.熱覚は触覚、病覚、温覚、冷覚の総合感覚であって熱をもってする刺激は最も有効である。

　　b.高度の熱も器械を軽く速く使用すれば爽快の感を与える。また、刺激を加えた後から左手の指でもってこれを撫でながら速やかにその熱覚を消すようにすれば、一層快感を与え得る。

②自然の力を心によって求め、治療の契機を苦痛の克服に得るところの方法が心療の真道である。

イ.個々の生命は自然の大生命に繋がる、この大生命の力は個々の生命を永遠に発展させつつあり、自然の大生命の力は個々の生命に働き、自然の治癒力となって生命を弁証することを確信せよ。

ロ.心を自然に捧げて一意自然の力を迎えよ。

　病苦に屈せず反抗せず、これを正視し、忍受せよ。

　自然とともに飽くまで忍苦の闘病を継続せよ。

　このように病苦克服の大威力は与えられ、戦闘は有利に展開されることを確信せよ。

ハ.これ実に病苦を精神的に抱擁し、総合して、弁証的に生命を発展させる法であり、心療の真道である。

③術者は患者と同心一体となり、患者の病苦を術者自身に感受して、真剣にこれと闘いつつ患者とともに病苦の弁証、生命の発展

心療の注意と実験録　225

に参与することは心療者の要訣である。

イ.術者自ら自然の偉大な力と心療の卓越した効果を確信して、一点の疑惑と不安を抱いてはならない。

　患者と同心一体となってともに苦しみ、ともに喜べ。

　このようにして患者は術者に対して絶対的信頼を捧げるようになり、心と心との連合によって強大な闘病の力を発揮するようになる。

ロ.術者と患者とは自然の大生命を通じて共通の生命を有するをもって、術者が純真な精神に立ち、真剣な態度を保つ時ひしひしと患者の病苦を感受し、両者病苦克服の大威力は連合して生命の弁証的発展を成就するようになる。

④術者はいたずらに医学の知識を広め、技術の巧妙を競い、器械の選択に腐心し、俗間の毀誉を意とするような第二義的ないし以下の末節より超越し、真剣に直覚の力を養うように努めなければならない。これ実に心療者の秘訣である。

⑤以上述べたところにおいて、皇方医学が、一見物理療法に等しい熱鍼療法を用いながら、堂々として心療法を標榜する所以も自ら明らかである。

7.皇方医学が第一に熱鍼心療法の普及に務める所以。

①東洋医学は本来薬餌鍼灸を併用し、殊に鍼灸に重きを置くを法とする。

イ.14経絡発揮の序に曰く、「内経に載する所を観るに服餌の法は纔（わずか）に一二、灸は三四、その他は即ち鍼刺を明らかにす無慮十に八九なり鍼の功夫れ大なり」。

ロ.また曰く「経絡既に明らかなれば其陥下、虚実、表裏を考へ補す

べく瀉すべく汗すべく下すべきを察して、之れに鍼し之れに灸し之れに薬し之れに餌（じ）す。施すとして可ならずと云ふことなし」。

②皇方医学は経絡法をもって心療の骨子とし、熱鍼を用いて最も簡易に心療の目的を達しようとする。

イ.平田先生の創意に係るところの熱鍼は走れば鍼となり止まれば灸となり、経絡法による心療を最も簡易に応用させる。

ロ.このような簡易な治療法を民間に普及することは、国民の保健上最も有力な方法である。

　明治天皇御製

　　みちみちに勉めいそしむ国民の

　　　　身をすこやかにあらせてしがな

心療の注意と実験録　227

3. 中心

文学博士　坪内逍遥

（坪内博士は心療を熱心にお試みになって不眠症によかったそうで、請に応じて下の題を下さった）

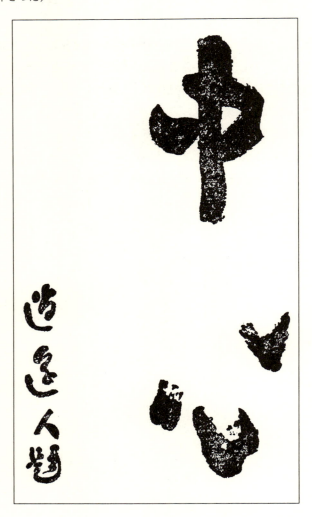

4. 心療の臨床実験

医学士　馬場和光

　熱鍼療法はいろいろな病気によく効くものだから、現代のお医者さんも認めてきている。津市赤十字病院の小川医学博士、大阪の眼科西川医学博士、横須賀海軍病院分院の中沢医学博士、東京の田中医学博士などはそれぞれ熱鍼療法を自分の病気に実験されて効果を認められたり、または講習を受けて下さった方である。正木医学博士も雑誌の大衆療法の中でこれだけは合理的だという意味を記述しておられる。また、若い医学士の方々では進んで実験して下さる方がだんだんでてきた。下記は馬場医学士がその近著「漢方治療の実際的効果」という本の中で気管支カタルについての熱鍼の実験を書いておられる記事である。（平田）

　慢性気管支炎またはカタルというのは、気管の粘膜が長い間ただれている病気のことで、風邪引きの後に咳と痰が残るのが普通の慢性気管支カタルである。その他、塵芥の多いところに長いこと生活するとか、有害なガスを吸ったとかの原因で起こるものもある。また風邪らしい風邪にかからなくても老人は慢性気管支カタルを起こしやすい。老人に痰持ちが多いのはだれでもよく知っている。この病気はだれでもよく罹る病気で、普通の平凡な疾患であるし、放置しておいても大した生命の危険があるものではない。しかしながら実際にこれを治そうとするとなかなかうまく治せるものでなく、現代の西洋医者も手を焼く場合が多い。なぜかというと西洋流の医者の治療法は対症療法が主であり、痰や咳を一時的に抑えることはできるが、身体の元気をつけて咳や痰を消す方法はほとんど知らないからである。私もこれについては苦い経験を持っている。

2、3年前の春のことであった。私は近所に住んでおられる軍事研究家として有名な某氏の夫人を診察した。この婦人は体躯やや小さく筋肉に発達も悪く、いわゆる蒲柳の質ともいうべき体質の人であった。この人が流感にかかって3日ばかり熱が続いたが、幸いに解熱し、床を離れて普通の仕事ができるようになった。しかし、強い咳と痰が出てなかなか治らない。私は例によって燐酸コデインとエフェドリンを主剤としてこれに臭素剤を併用した。ところが咳は少しも軽快せずだんだんひどくなる。仕方なしにコデインを漸次増量していったが、こんなことでは治ろうはずがない。咳は依然として強く痙攣様の咳が出て、ついには血痰が出るようになった。温湿布をさせたり、吸入をやらせたり、手を尽くしてみたが、少しも効果はない。私はほとほと困りきってしまい自分の治療でも結局治らないと思い、あきらめてしまった。

　その後、2、3日往診に興味がなくなって怠けていたが、あまり放っておくわけにもいかず、出かけてみた。ところが会ってみると、すっかりよくなって咳も消滅し、痰もなくなっていて、全身的に健康状態を取り戻している。これには私も驚いた。私の治療で治ろうはずはないのだから、何かほかの治療を受けたに相違ないと私はにらんだ。そこでよく聞いてみると、その親戚に当たる平田内蔵吉氏が自ら考案した平田式熱鍼器によってこれを治療されたことがわかった。わたしは直ちに乞うて平田氏に会い、心療器をもらって自分で治療に応用してみた。

　慢性気管支カタルのようなものは単純な疾患で医者も大して問題にしないが、平凡な病気でもうまく治すのが医者の仕事であろう。

　平田式熱鍼器は経絡にしたがって治療するのが正式なやり方であるが、これは皮膚を焼くのではないので、私は最初胸部と背部を広

く一面に刺激してみたところ、これで相当な効果が得られた。次に平田式熱鍼器のみで治療した3例を挙げておこう。

［第1例］

患者　斎藤みどり　23歳　無職　未婚女。

既往症に何ら特記すべきものはない。

現症　約1か月前、流感にかかり、熱は2日ばかりで消散したが、その後咳が続いて止まらず、あまり深い咳ではないが、ほとんど絶え間なく咳をしているという状態で、続けざまに出る時は強く苦しい咳になる。痰は多くは出ないが少々出る。

初診　3月15日、肺に「ラッセル」なし。無熱、脈搏80くらい、詳細な診断は行なわず直ちに治療に移った。

治療　平田式心療器により、肺部の後面肩甲骨の間を上から下に約10分間刺激、心療器は温度の高い方の鍼を用いて強く刺激したため、非常に熱いという。前面も同様に刺激した。内服薬は用いず。

経過　3月18日、他の病人の診察のため往診、その経過を聞いた。翌日から全く咳が止まって引き続き発しないという。その効果の著しいことに驚嘆していた。

［第2例］

患者　上野とみ　16歳　家事手伝い。

初診　10月27日、約4日前から咳が出て止まらない。朝から晩まで続けざまにコンコンと出る。しかし、深く強く咳は出ない。声が枯れている。家族のものが肺病ではないかと心配

心療の注意と実験録　231

しているという。

体温は37度、脈搏80、「ラッセル」を聞かず。

診断 慢性気管支炎。

治療 平田式心療器により前後各5分間、背面上は肩から、下は腰椎の中央くらいまで、前面は臍の付近まで、幅は後は肩甲骨の間くらいに、前は乳腺の間を刺激、相当に強く刺激した。午後8時ごろ治療、内服薬は用いず。

経過 10月28日午後8時半に来た。

大変よくなったという。しかしまだ咳が出る。きのうの半分くらい咳が出る。今日正午ごろは37度くらいの熱が出たという。昨日は家に帰るまでは咳は相当出たが、帰宅後は背中が暖かく痰も少なくなり大変気持ちよく夜もよく眠れた。

診察してみると所見は昨日と大差ない。

治療 昨日と同様。

10月29日。今日は昨日よりもずっと少なく朝から夕方までに、3、4回の咳が出たくらいで数えるほどしかないという。体温36度8分。

治療前に同じ。明日咳がなおあれば来るように言い聞かせて返す。

その後、1週間家人に会って経過を聞いた。その後、全く咳がなくなって少しも出なくなったという。「まったく驚いてしまいました」と言っていた。この家族では「咳のあるのは少しも心配ない。馬場先生がすぐに治してくれるから」と言っているという。

［第３例］

患者　木田みよし　20歳　家事手伝い。

初診　12月20日。３年ほど前に風邪の後、肺尖カタルといわれ、２か月ばかり遊んだことがある。その他「ジフテリア」「チフス」をやったことがある。３か月前まで田舎にいて、今東京へ出てきたものである。

現症　約１週間前に鼻汁を出し、頭痛があり、咳が出てきた。床につくこともなく、鼻詰まりも漸次治癒した。声が枯れていたが、昨日はよくなった。しかし、咳のみ残って強くはないが頻数である。体温37度３分、脈拍106。診察の結果、単純性慢性気管支カタルと決定。

治療　上記第２例と同様に治療する。内服薬は与えず。

経過　12月21日、昨日の約半分に咳は減少、体温37度。

　12月22日、ほとんど咳は消滅したと言ってよいが、なお時々咳をする。同様に治療する。もし明日咳があるならまた来るように命じて返す。

　その後、この患者はしばらく来なかったが、別の用件で来院した時、経過を聞いてみた。直ちに全然咳はなくなったという。

　平田式心療器のみで治療したものでは以上の３例しか記録が残っていない。この３例の中、第１例は記録が正確だとは言えない。１回の治療で翌日咳がまったくなくなったというようなことは実際にあり得まい。このような例があったとしても、われわれは割引して考える必要がある。しかし、第２、第３の例はかなり忠実に記載したもので、患者自身も簡単にして経済的な治療で即効を体験したことを喜び、私も十分にその結果を聴取し得たものである。

　その後、私は多数の患者に平田式心療器を使用してみたが、大抵

心療の注意と実験録　233

は治療したまま放置したものが多く、記録はないが、大体から言っ
てこれはよく効く治療法であることが分かった。しかし、これも無
制限に効くものではなく、体質によっていろいろの異なった結果を
現わす。

5. 正直な告白

音楽批評家　大沼魯夫

畏友平田先生は、まだ帝大の文科学生として哲学や心理学を熱心に研究されていた時代からご交際を願い、人格的に敬慕していた一人であるが、たしか今から両３年以前文学士としてまたまた学生生活を始め、府立医大の制服制帽でよく私のところに遊びに来ていた時に『生活研究』と題する雑誌を独力で編集し、私にも何か音楽上の記事を書くようすすめられ、間接にこの雑誌に関係するようになってから、一層先生のお高説やご人格に私淑する機会が多く恵まれていた。

その頃、この『生活研究』誌上に温熱療法というような論文が掲げられてあったが、最も合理的な文献として愛読したことがあった。しかし、実際的な療法は何も知らなかった。先生が１か年間兵営生活をなされて除隊されてから相変わらず以前のように医学研究に熱中され、この著しい効果に富む新療法に到達する理論的方面に専心していたのである。唯物的な科学万能主義な同僚たちや多くの友人たちから一種の軽蔑の目をもって嘲笑されていたにもかかわらず、孜々汲々として自分の信念と理想に向かって猛然としてその研究をすすめられた。このところすなわち『燕雀安んぞ鴻鵠の志を知らんや』というような態度で、深い謙遜と雅量をもって多くの人たちの嘲笑を気にもかけず、泰然としているところなどは実に凡人でないと思われた。特に先生のクリスチャンとしての信念に生き、一燈園同人に共鳴して互いに『托鉢』するという深い深い尊い奉仕の念に富み、かつこれを実践躬行されている一人者である。

私が本年の３月ころに先生から心療法のエキスともいうべき大体の理論を簡略に書いたパンフレットを恵送され、これを一読して以

来、どうしてもこれは自然療法の卓越した合理的なものであると単に直覚したのである。それで直ちに私の娘（他に嫁したもの）が昨年の暮から烈しい肺炎を患い、かつ盲腸炎を併発して久しい間病褥<ruby>病褥<rt>びょうじょく</rt></ruby>になやみ、病後の衰弱を回復させるために手元に引き取って養生をさせていたので、直ちに先生のところに添書を持たせて心療法をお願いすることになった。始めは娘も治療があまりにも簡単な方法なので一寸疑いを抱きつつ両3回の治療を受けたが、非常にこれが効果を奏したので自信ができ、数10回にわたって継続しているうちに、ますますその有益な効果に信念を深くして自ら進んでこの療法を研究することになった。そこで数回にわたって先生の心療法の講習を受け、今では自ら他人に向かってこの療法を托鉢することに喜びと満足を得ているのである。

　最近一つの著しい例をあげれば、同志社高商の学生M氏がスポーツマンとして左手の中指に負傷し、中央の第2関節太くはれ上り、屈折に不自由のみならず、非常に痛みを感じて苦しんでいた。これに3回ほど施療したのであるが、たちまち痛みが去って、10回ほどで屈曲しなかった指が自由に動きかつ全癒したのであった。また、私の友人のS氏という人が脊髄の病のため、疼痛を感じて苦しんでいた。これも6、7回の療治でたちまち痛みが去り、非常に喜ばれたこともあった。

　とにかく、私の娘の実験していることは、まだ家庭内の至って狭い範囲の治療であって、多くの人に托鉢するまでに至っていないので、その結果を合理的に公言する程度にまで行っていないのであるから、これは残念ながら将来のことに属することである。しかし、先生の心療法は最も単純な器械の作用により、自然的にあらゆる疾患が一掃されることは事実である。私は先生の親友である関係上、

八百長的なことを書くと誤解されてははなはだ先生に申し訳がない。事実はあくまでも事実として浅い体験に基づいて正直に告白した次第である。

（昭和5年6月2日サモワールのデスクにおいて）

6. 祈りの療術　　単純生活社主幹・文学士　瀧浦文彌

　心療の効果の大小遅速は、病気の性質、体質によって多少の差異
があり、刺激方法に熟練しているかどうかも幾分関係しないとは言
えない。しかし、それらをおいてなお他に遵守さるべき必要条件が
あることを忘れてはならない。それは、

　1. 診断を誤らないこと。

　2. 不養生（身心）をしないこと。

　であろう。心療刺激の診断、それは病名の診断でなくて、刺激部
位の診断である。つまびらかに疾病とそれに対応する刺激部位を患
者その人について考えて施術しても、万一熱さを感じなかたり、反
応が見えなかったりする場合には、いっているところの疾病に間違
いないか、過敏帯の現われる場所が他にないかを再検すべきであ
る。病気の直因は「気に病む」にあるということは言いふるされた
ことであるが、今日でもやはりそれに違いない。肉体と精神の関係
はわれわれの考える以上に密接である。かのフレデリック・ウイリ
アム2世の侍臣でゲーテと時代を同うし、長生術の著述で有名なド
クトル・フーフェランドはカントの「心の力」の序文を書いて、そ
の中にこう述べている。

　「精神独り生活す。真の生活は精神の生活のみ、此語今尚ほ陳腐
とならぬ。実に吾人は精神の生活をしているのみである。従って精
神力は病人を興奮させて疾病を治癒させることもできる。恐怖其他
の感情即ち精神作用が癲癇、失神、麻痺、出血、其他の疾病をも治
するとともに又万病の原因となり、甚だしきは死をも招くことのあ
るのは吾々が屢々目撃する所である。又如何なる治療を施しても些
しの効験もなく既に死に瀕していた人が突然の出来事より喜悦即ち

精神の激励覚醒によって治癒されたる例が沢山あるではないか。久しく唖であったクレサスの子が、人の其父を殺さんとした時に突如として其発言力を回復したのは人も知る著しき事例である。仏国が革命乱で鼎沸の騒が起こった時に多年疾病に苦しみつつありし多数の人が強健となり、就中富豪にして怠惰な者どもの通り病たる神経病は全然絶滅されて此世に跡方もないものとなった。それも其筈だ、元来神経衰弱症の大部分は精神が惰弱不振の結果、脆くも体感に降伏する結果であるからだ。若し自己壮健ならざる可からずと確信する時は、病気も何時かは逃出してしまうもので、病気を苦にして絶望して居ると、遂には重態に陥るもので、不治の病でも気力を確かに持って居らば、病気乍らも其健康を維持して長生き出来るものである。長男の丁年に達した為安心して老病となりし者が、俄然長男に先立たれた為め、働かねばならぬ事になってこれではならぬと気を取直した結果、健康回復し矍鑠壮者を凌ぐに至った例は世上頗る多く見る所であるに徴しても、精神が如何に肉体に影響するかが知られるのだ。」

　神経衰弱は意志薄弱が原因である。性病が不純な心の招いたものであり、肺病患者がとかく不治の病に化しやすく、胆石病、心臓病の発作が心配の後にくることは、患者の異口同音に告白するところである。さればキリストは病を癒して後、きっと「なんじ平安にして往け」といい、また「なんじ癒えたり、再び罪を犯すな」と戒めた。病のもとは今も相変わらず罪である。

　そうであれば、病気になった時は、どんな心がけが必要であるか。

　第1は迷わないことである。

　病気になると心までが弱り平生の賢こげな口吻もどこへか飛ん

で、馬鹿らしい加持祈祷をしたり、何の薬、どこの医者と手当り次第に試みる。現代人がいかに病を恐れて薬々と薬に頼る場合の多いことは日々の新聞の広告を見てもわかろう。ついでだから言っておくが、今日数千百種を数える薬物はおおむね対症療法として、苦痛を緩解するために用いられるもので、病気を根治させるものではないのだ。たとえば急性の胃病に対して医師はモルヒネ、パントポンなどの麻酔薬を注射する。苦痛はたちまち緩解されたが、胃病そのものは依然として残されている。風邪その他で発熱する時には、医師はアスピリンやピラミドンやその他の劇薬を下剤として与える。それによって熱は一時に分離して下がるが、風邪なり、チフスなり、マラリアなり、扁桃腺炎なり、腸炎なり、すべての熱の出る原因となっている疾病そのものを癒すのではない。病気そのものを治す薬は極めて稀である。だから薬よりほかの療治がよいと知ったら、「自然はそれ自ら救助する」ことを信じてルソーの言ったように「何もせずに静かにしている」のがいい。病そのものを懸念せず、憂慮恐怖せず、自然に還り、精神的に肉体的に自然の法則に従って生活すれば疾病は必ず治るとの確信を持って、あくまで快活にしていれば必ず回復が早い。その上で最善の根治療法を行なうのである。不治の病であっても命は長らえさせることができる。病者はいたずらに迷わずして自然的根治療法である心療を実行すべきである。

　第2にはつつしむことである。

　健康回復の最大の障害は患者自身の不摂生である。聖書にも「すべて勝を争う者は何事をも摂し慎む」とあるが、患者はなおさらである。俗にも「万病は胃から」というではないか。殊に日本人はおおむね過食の弊に陥って胃腸を損じている。われわれは極力、咀

嚼、小食の良い慣習を養うよう絶叫するものである。ただ食事だけではない。語ることも、見ることも、動くことも、考えることも、等しくこの方針に従うべきである。

第3は堅く内にある生命良能を信じることである。

キリストは癒しを求めた病者に対してまず「なんじ我を信じるか」と問い、また「なんじの信仰、なんじを救えり」とも言われた。これは正しく人の内にある生命を指示して、病気を治すものは、自己の生命、内にある自然的良能の覚醒活動によることを教えている。心療は薬物を（絶対に排斥はしないが）すすめない。刺激によって内的生命を覚醒し、整正し、活発にし、障害を去って、人間本来の健康体に復せしめるのである。「百病は一気の溜滞に由る」と言った徳川中期の名灸家後藤艮山（こんざん）が「艾灸は太陽活壮の気をして、直ちに沈寒涸冷の地に達せしめるの能あり。而して病の腹内に関するものは沈寒涸冷に属するもの十の八九に居るを以て灸を以て之を治すべし」と言ったのは実に味わうべきの言である。反自然の生活から気血が鬱して病をつくる。鬱結を破り、自然に復させるのが心療であるのだ。

第4は自然生活をすることである。

慢性病の種類は極めて多い。頭痛、脳病、鼻病、咽喉病、眼病、心臓病、腎臓病、肺病、がん、四肢のリウマチ、結核病、腺病など数えれば数十百種に上っている。これら多くの慢性病は皆人間が天然にもとり、間違った生活を続けた結果として起こったものであるが、しかし疾病にかかった者も大いに猛省し、前非を悔い、その生活法を一変し天然生活に帰依するならば、次第に治療させることができるのである。

アドルフ・ユストはその好著「天然生活論」において右のごとく

に言っている。慢性病者は天然と、精神力を信じ、神意に添いつつ、全生活を変更して、高い目的理想に向かって進めば、漸次回復に向かうことは疑いないのである。

さて自然生活とはいかなる生活をいうのであるか。

（イ）土に親しむこと

園芸を楽しみ、裸足で土を踏み、庭掃除をなし、野外に出て地上に横たわり、海浜の砂上で遊戯し、児童には砂場を作ってやるなどするがよい。

（ロ）空気に親しむこと

昼間、部屋を開放して読書、労働するのはもちろん、夜間も窓を開いて睡眠すること（寒気や湿気などは少しも恐れるに及ばない）、頭部、手足などを被い過ぎないこと、なるべく寛濶な衣服をまとい、薄着の習慣をつけること、朝夕深呼吸をして肺の全部を活動させ、毎朝冷水浴、乾燥摩擦をし、空気浴をして皮膚の抵抗力を増すべきである。

（ハ）日光に親しむこと

室内生活は人間を日光から遠ざけさせて、人を病弱にした。だから、なるべく戸外の労働や運動をして、常に身体を日光にさらすようにし、児童はつとめて屋外において遊戯させるべきである。毎日５分なり、10分なり、日光に浴するならば、大抵の病気はいつの間にか追い出されてしまうであろう。

（ニ）自然食をとること

飲食道の退廃が今日のように甚だしいことはなかった。今の食膳に上るものは、不完全食、堕落食である。人間は火食して健康の天国から追放された。だから天国を取り戻すにはできるだけ自然食を自然に近い形において取ることが大切である。

白米は半搗米、できれば玄米に改めるべきである。肉食を思い切り減じて、それにかえて蔬菜、果実などにせよ。アルコール性飲料、刺激的なコーヒー、茶などよりも清水はどれほど美味栄養的であろう！。現代文化の大弊はまた砂糖を用い過ぎることで、都市の児童が多量の砂糖をなめるために80％以上が虫歯となり、軟弱な脊柱の持ち主、腺病質の弱体者となるということは何と恐るべきことではなかろうか。このように食物、飲料と料理法を改めるとともに、早食い、過食の食べ方を放棄しなくてはならない。これは自然食になれば自然と改められてはくるが、始めからその心持ちを守ったら、たしかに幸福な新生涯が開かれるであろう。

なお、食事の分量および時間についてユストは次のように教えている。

朝食は少量、食べないことに越したことはない。

昼食は節食し、満腹にしてはいけない。

晩食は本能の欲する程度に食事すべきである。

著名な米国の世界的テニス選手で、運動体育の学術的研究家であったユーステース・マイルズ氏は、

1．午後までは固形食物を用いないこと。

2．肉の混じらない、よく平均した食物をとること。

3．1日2食に限ること。

という食事法を厳守してから、どんな長時間の猛烈な競技にも疲労を覚えなくなり、以前の消極的悲観的人生観から脱却して、快活に幸福に生活するようにようになったということである。

第5は造物主である神と正しい関係において生きることである。

宇宙大生命の源泉たる神の懐に抱かれて健康、平安、希望、歓喜があるのだ。病気は神を知らず、神意に戻り、私欲をほしいままに

心療の注意と実験録　243

した結果にほかならない。故にわれわれは病を得る時は、すべから
く反省し、悔悟して、神にかえり、ここに精神的に物質的に新生活
を開始しなくてはならない。そのようにする時に病は苦痛でなく、
悲哀でなくて、神の愛の鞭撻であり、恩寵であることを悟るであろ
う。

○以上が心療を行なうについての五つの注意である。

○このように心身両面の生活法を一新して治らない病気は、多くは
あるまい。それならば、希望をもって病気回復の日を待とう。
きっとよくなると、朝夕心に繰り返し繰り返しつつ、心療を受け
るべきである。

○アドルフ・ユストは「天然生活論」中に、夜の空気が昼の空気よ
りも純潔で活気に富むことを次のように述べている。

「それ夜中の天然は生気が充満し、活気が横溢して居るものであ
る。試みに夜中に森に住って見れば、必ず何人も天地の化育が
駸々として行はれて居るのを認めるであらう。草の生長するのも
しんしん
専ら夜中で、日中ではない。花の開くも夜の精気を受けた後の早
朝なるが多いに見ても、夜中の雰気が如何に清浄にして又活気に
富むかを知るに足るのだ。……従って夜間蒼穹の下に居れば、玄
妙不可思議に天の生気を受けて不思議にも病痾を回復し身体を強
びょうあ
壮にするのである」。

2千年の昔、キリスト降誕の天告を最初に受けた者は、ベツレ
ヘムの郊外に野宿した牧羊者であったではないか。近ごろ戸外睡
眠の価値が高調される所以もここにあるのであるから、恐れや心
配を捨てて戸外睡眠をし、また早寝早起きすべきである。

○さて一転して「祈り」について考えるなら、宗教に祈りは欠くこ
とのできない要素である。平田さんは「先ず祈る」と題してこん

244 心療の注意と実験録

なことをいったことがあった。

　私はすべての人の生活が先ず何よりも祈りに統一されることが、単純の純なるものであると考える。いかに複雑な理性、感情、意志を持つ人でも、一度祈りという一点ができるなら、その人の生活および人格は決して乱雑ではない。却ってこのような人は神において単純な人である。

　ここで平田さんは「お前の宗教をただ一言で言え」というなら、自分は「祈り」の一言で答える。先ず祈れである。そうであれば、すべてのものは期せずして与えられるであろう。と言って、私たちは今、このような意味で自分のことを祈るとともに、すべての人々の生、食、性について祈っている。ことに病める人々の生に毎日祈りをかさね、同志の人々によって合掌托鉢を続けている。多くの病者が日々癒えて、イエスの奇跡ではない奇跡が、今科学的な方法の祈願的中心化によって行なわれていることは、私および同志の感謝と感激にたえないところである。

　「宗教は祈りなり」とはルナンも昔、言った。実際、祈りを取り去って、あとに宗教に何が残るだろう。聖書中から祈りを去って、あとに残るのは、死んだ儀文だけだろう。

○祈りは宗教の中心生命である。キリストほどに祈った人があろうか。そしてキリストほど祈りの応験を体験した人があろうか。12歳の時に「我は我が父の家（神殿）に居るべきを知らぬか」と言ったキリストは、長じて「わが家は祈りの家と称へらるべし」と言った。ヨルダン川でヨハネから「洗礼を受けて祈り居給へば、天開け、聖霊形をなして鴿の如くその上に降り、かつなんぢは我が愛しむ子なり、我なんぢを悦ぶ」と天の声があった。荒野の40日間、キリストは聖霊に導かれて祈りつつ悪魔と闘った。戦

心療の注意と実験録　245

いの烈しかっただけ与えられることも多かったことは疑いない。

荒野を去って後も祈りの生活には変りがなかった。「祈らんとて竊（ひそか）に山に登り」「寂しき野に退いて祈り」「祈りつつ夜を明かし」ヘルモン山上で祈られた時は、御顔の状かわり、その衣白くなって輝き、十字架にかかる前夜、血の雫のような汗を地上に滴らしつつ祈った時には、天使現われて力を添えたのであった。病を癒し、悲しむ者を慰める力、5千人に食を与え、海上を歩み、変貌、十字架上の忍苦、復活昇天、みなこの間に得たのである。幼児に手をおいてもらうことを親たちが願ったのはわけのないことではなかった。

　弟子たちもその師にならって大いに祈った。五旬節（ペンテコステ）の日に彼らが一所に集まって祈ると、「霊気烈風の如くに家に満ち、火の如きもの舌の如くに現われて各人の上に止り、一同聖霊に満された」ということである。こうした例を挙げれば数限りなくある。祈りなくして宗教は道徳に過ぎなくなる。

○深夜、早朝、山上、荒野、海辺、密室の祈り。一人だけの祈り。多数同志一致の祈り。これらは何を暗示するだろう。

○祈りは単なる精神統一ではない。その中には悔改、感謝、服従、献身、願望、賛美などがある。神のほかは何事も思わず、一切を神に帰し、神に捧げるのである。かくて弱小にして罪深き人間が神と一つになり、心身全く新にされるのである。

○神道家、仏者にも同じようなことを見る。黒住宗忠（くろずみむねただ）は両親の死を悲しんで、病を得た時、誤った孝行観を一擲して、東天に昇る朝日を拝しつつ陽気を吸い、大楽天主義になって重病全く癒えて大宗教家となったのである。

○死に運命づけられた病人を幾人か回生させた坪野平太郎さんの心

の養生は、現在自分の受けている恩恵を思い出して、親兄弟に感謝し、2、3週間は声を出さずに、腹の中で南無阿彌陀仏と念仏称名を続けさせることだった。

○白隠禅師の内観法。師のいわゆる仙人還丹の秘訣は形の上では深呼吸か生気呼吸法だが、内観に重きをおく点で異なり、禅門修行の二法となった所以である。夜船閑話に記すところを見れば、

「其未だ眠りにつかず、眼を合せざる以前に向て長く両脚を展べ、強く踏みそろへて、一身の元気をして臍輪気海丹田腰脚足心の間に充たしめ、時に此観をなすべし。

我が此の気海丹田腰脚足心、総て是我が本来の面目、面目何の鼻口かある。

我が此の気海丹田、総て是我が本分の家郷、家郷何の消息かある。

我が気海丹田、総に是我が唯心の浄土、浄土何の荘厳かある。

我が此の気海丹田、総に是我が己身の彌陀、彌陀何の法をか説く。と打返へし打返へし常にかくの如く妄想すべし。妄想の効果つもらば、一身の元気いつか腰脚足心の間に充足して臍下瓠然たること、いまだ篠打ちせざる鞠の如けん。恁麼に単々に妄想し持ち去て、五日七日乃至二三七日を経たらむに、従前の五積六聚、気虚労役等の諸症底を払て平癒せずんば、老僧が頭を切り将ち去れ」。

白隠はこの内観の功を積んで、70余歳になっても2、30歳の青年時にはるかまさる健康気力をそなえたと申している。

○気の元は宇宙の生命、神である。このことを忘れて精神統一も何かしよう。

○さて長々と祈りにひっかかっていたが、この辺で心療にうつる。だが、順序として心療と共通点をもつ灸について言われていることを記す。

○徳川中期の有名な灸家後藤艮山の灸説について平田さんはこう解している。

　後藤艮山の百病皆一気の滞より生じ、気を順にするを療治の要とするという場合の気とは、すなわち身体の中、身体の外ことごとくに存し、天地を貫いて少しの隙間もなしというものであって、気が人体において滞る時、すなわち病を生じるのである。故に病者の滞った気を順調にすれば治るというのである。彼の説には「夫れ治療の術は方法一ならず、而して沈寒痼冷の証に至っては、則唯灸を之が最と為す」とある云々。

　艮山はまた「艾灸は太陽活壮の気をして直ちに沈寒痼冷の地に達せしめるの能あり」と言っている。

　艮山の灸説は今の医学者のに比して極めて精神的、総括的であり、さすがに彼の信念の凡ではないことを思わせる。

○実に病の元は反神的思想、反自然的生活をもって気を掩蔽し遮断するところにある。心療の強熱は灸のそれと同じく、否それにまさって、太陽をもって表象される宇宙生気の中核精神であって、心療器をもって刺激するのは、器によって宇宙の生気を人体に注射するのであり、注射された強熱は、その瞬間から物理的に化学的に、あるいは神経に、あるいは筋肉や血液循環に大変化を起こし、治療的効果を現わすと同時に、艮山の言ったように活壮の気を直ちに沈寒痼冷の地に達せしめ、停滞擬固した体内の鬱気を開発伸張させるのである。心療の刺激は術者、被術者の祈願と相まって、この一致を迅速容易にする。

248　心療の注意と実験録

○強熱刺激が加えられるべき知覚過敏帯に「アツクテキモチノイイトコロ」と訓する通り、強熱刺激は痛覚を伴う熱覚と一種の快感を感じる。神の正義は罪あるわれらには恐ろしくもあり、痛くもある。しかし、神は厳なると同時に愛である。痛んだ葦を祈り給わない神は、温情あふれる愛の懐にわれらを抱き上げ給う。このように見てくると心療は宗教に包まれるものにほかならないことを悟るのである。

○喜んで心療を受け、倦まずに心療を継続しなさい。懺悔と希望と、感謝をもって。始終この祈念をもって心療すれば心療の効果は測り知ることができないだろう。

○施術者は次のように祈って治療を始め、終って感謝するのがよいだろう。

神よ、心療はあなたがこの世を天国とするために与え給えた尊い療法であり、私をそのための使者とし給えるを感謝する。願わくばこれを正しく親切に行なって、同胞を喜ばし、あなたの栄光をあらわさせ給え。ここにいる兄弟（姉妹）をして、心療のめぐみを感謝してよりよき生涯を送るに至らせ給え。

○被術者の祈り

神様、願わくば、わが罪をゆるして健康を与え給え。健康は光、希望、歓喜、感謝であります。その健康と比べますなら、何の苦痛が耐えられないことがありましょう。

健康のためにとあなたがお与え下された心療——この心療を受けることを心から感謝いたします。

被術者が治療中、念々この祈りを絶たないなら、刺激は快感に変じ、効果はまた顕著に現われるだろう。

○今日一人の婦人が胃病を長い間病んでいるというのを聞いて、こ

のような場合における多くの医者の怠慢に憤慨せずにはいられなかった。彼らはその病の根源を少しも知らないで薬を次から次へとのませている。それ故、病人を殺しこそすれ治すことはできない。この婦人の苦痛はどこからきているか？（彼女は一度も問われなかったから、話してはいないが）それは彼女の息子の死をクヨクヨ考えているからであった。でクヨクヨ考え続けている限り、いくら薬をのんでも何にもならない。何故医者は肉体上の病気が心の病からどれだけ起こってくるかを気付かないのであろう。そしてこのような場合は、全く彼の専門とは違うのであるから牧師の加力を乞うとよい。それと同じく牧師は心の痛みが肉体上のことから原因している場合は、医者の助力を求めるとよい。一体なぜ彼らは専門外のことをしているかというと、それは神を知らないからである。したがってしっかりした医師は、事実上のクリスチャンでなければできないということになる。（ウエスレー1759年5月）

○平田氏と私（瀧浦）とは十数年前からの古いなじみの関係であるが、とかくにかけ違ってゆっくり会う機会がなく、心療についても自然耳にすることができなかった。というのも、お互い多忙な身体で、私は「単純生活」の経営に没頭している一方、心療の研究はまだ十分に積まれていないという考えからか、平田氏は軽々に心療を吹聴しなかったためであった。もっとも平田氏はかつて雑誌「単純生活」に左の一文を寄せたのであった。

○「真の単純生活は身体が丈夫でなければできない。しかしただ丈夫ではかえっていろいろな欲望が盛んになってかえって不可であろうが、私のいうのは真の健康、すなわち心身の健康のことだ。しかし健康は理屈では出てこない。求道の心や、あつい信念を持

ちながら、ふと病気になったような人は本当に気の毒である。そしてこのような人もあるいはヨブだけの忍耐なくして、病のために道を求める心を薄くしないとも限らない。また私たちは苦を恐れない場合でも、これを避けえられるだけ避けることは大なる仕事と目的とのためには当然のことである。

さてまたこれと反対に、身体は丈夫であるが、精神の方がひがんで、曲がってこまる人々がある。また両方とも悪い人々がある。今の医学では身体の病一つきりしか癒えない。私たちは、しかしこれに満足できない。真に単純生活しうる単純平凡の真の心とはすなわち健康な身に宿る健康な心のことである。この心をうるには単なる自然科学的医学の概念を拡充して社会医学としなくてはならない。それならばその方法は如何？

それは心理学的方法によって研究されるのである。すなわち一方には人格的暗示によって病者の意志を調え（精神統一）、一方には病者の皮膚感覚を強烈に刺激して反射的に内臓全部の活動を促進し、また疾病部位の神経の変性を回復する。そして自然治癒の力を与えるのである。そのために用いる器械は心理の実験に用いる温点検査器のようなものを改良したものである。私はこれを熱覚刺激器と言っている。灸や鍼とも違う。在来の精神療法とも違う。純粋に科学的な心理学的療法、あるいは心理療法であって、私は略して心療とも言っている。数多くの人々が、これで毎日癒されている。

金がいらず、確実に治って、無痕、無傷、無苦、無害である。私は社会医学としてこれほどよいものを知らない。私の望は篤志家によって、無料心療所が設立され、多くのまじめな求道者の中から多くの真剣な心療者の出ることである。迷信的な多くの民間

療法はこれによって統一され、自然科学的医師と相携えて社会人の心身改善に資することができるであろう。私は瀧浦先生の『単純生活』にふさわしい療法は、この『単純療法』であると考える。

　まじめな求道者で病に困っていられる方があれば、瀧浦先生のご紹介でお尋ね下さい。できるだけの力をつくして、癒させていただけると思う」（1928.8.19）と。

　この一文はいろいろな点で私を刺激した。平田氏は私どもの考えていなかった方面から単純生活を見てくれている。単純生活とか簡易生活とかいうと、とかく経済的にか、精神的にか偏しがちである。両方面をあわせて考えなければ十分でないということはわれわれの常に高調し警醒するところだが、健康疾病の問題は、私どももそれほど重きをおいて口にしなかった。平田氏は数十年の久しきにわたって、健康法を研究し、京都帝大で心理学を修め、京都府立医大で医学を研究されたのみならず、その精神修養の根底には、熱烈な信仰があるのであるから、私の考え方の欠けた方面を補ってくれるにはもってこいであったのだ。

　平田氏が軍隊生活から帰ったとの報道に接して、今年の正月に1、2度訪問したが、平田氏も帰宅早々の忙しさで会えなかった。その詫びといってわざわざ来てくれたのが1月下旬だったと思う。その時、すぐ心療の質問を切り出した。返事はごくあっさりしたものだった。私のせっかちは如上の事情に一層強められて、折り返し訪問をしたことに始まって、弾ね返される球のように平田氏と自宅の間を根気よく往返した。ただ、説明を聴くのみでなく治療を受けたことはいうまでもない。10日や1月の経過で胆石症のことを何とも

言えないが、神経痛や水虫の治るのはわけなかった。そこで家内の者どもにやっている。頭痛、歯痛、疲労が一遍でよくなる。姪の腰痛、肩の凝り、痔を退治する。幼児の寝小便をなくす。今度は家内だけでなく、隣人の中耳炎や扁桃腺炎や癲癇なども治療して上げて着々効を収めた。こうなれば広く人に知らせたいと思うのは人情だ。誰が何と言っても黙っていられない。3月の「単純生活」には次の一文を掲げた。

○平田式心療法———まだ、広く世に知られないが、ここに単純容易にして奏功確実な一療法の存するということを読者に紹介し得ることは、記者の衷心より感謝するところである。平田内蔵吉氏は京都帝大の文学部で心理学を専攻し、さらに府立医大に学んだ青年哲学者、科学者で、奉仕精神に燃える本社の同人である。このことは氏がしばしば本誌に寄せられる祈りの文によって既に知る人が多いだろう。

○平田氏は1昨年10月の本誌に寄せられた「単純生活と健康について」という一文において、氏の発明による心理療法の熱覚刺激器について教えられるところがあったが、私は当時不幸にして病を得て病院に入り、氏もまた軍隊に入られたため、一年有余も会うことができないで、つい今日に至ったことは残念至極だが、それは誰をうらむべきことでもない。これは遅延をかこつべきでなく、機熟して今日この喜びを迎え得たのだと思う。とにかく今日氏独特の療法を知り得たことは何たる幸せぞと感謝せずにいられない。時に神経痛に悩まされ、咽喉を痛め、時に胆石症にさいなまれなどして、身体の扱いに当惑するとともに、健康の真価をしみじみ感じるに至った時に、氏の療法に引き合わせ給うた神様に心から感謝せざるを得ない。

○病床は鍛錬の道場であり、感謝の殿堂である。神はその深い大御心から、この弱い壊れた器を世に役立たせようとし給うのであろう。

○心理療法とは？その深遠な理論は浅薄な私には十分分からないが、氏はまずこう言っておられる。

　今の医学では身体の病一つきりしか癒えない（筆者注、身体の病にしてもどれほど癒えるか実はすこぶる頼りないものである）。私たちはこれに満足できない。真に単純生活をなし得る健康な身に宿る健康な心がほしい。

　この両面の癒しがいかにして得られるかについて氏は言う。

　一方には人格的暗示によって病者の意志を調え、他方には病者の皮膚感覚を強烈に刺激して、反射的に内臓全部の活動を促進し、また疾病部位の神経の変性を回復する。そして自然治療の力を与えるのである。

　むつかしい理論があっても、結局は上記に尽きる。熱覚刺激器はこれに使用する器機で、それはそれは簡単なものである。

○聖書に伝えられるキリストや使徒たちの奇跡的な癒し、黒住忠宗の癒し、それらに一つとして虚妄的奇跡はない。信仰によって容易に承服し得ることで、平田氏の心理療法は現代科学の成果を取り入れ、私どもの微力を補って奇跡──神の御業を再現することを許されたものにほかならないと信じる。

○氏が「数多くの人々がこれで毎日癒されている」と言われたのは、毫末もいつわらない陳述である。脊髄カリエス、ロクマク、リウマチ、肺炎、神経痛、神経衰弱、精神病、バセドー病、胆石症、中耳炎、胃腸病、眼病、夜尿症、歯痛など各種軽重の病気が

254　心療の注意と実験録

癒されつつある。長い長い病院生活で治らなかった人や、こみいった手術が必要だと言われた人が、ずんずんこれで治っていく実情を見るくらい気持いいことはない。これは内在の生命力を覚醒し、振興して、生命の破壊作用に打ち勝たせるのだから、無病の者が一層健康になることはもちろんである。世間は病人だらけだが、この療法で神様の栄光が現わされる。

「金がいらず、確実に治って、無痕、無傷、無苦、無害」というのも事実である。強烈な熱刺激を与えるのだから、少しはキリッと熱さを感じる。だが、それは苦痛ではない。熱いと感じる瞬間には快感と変わっている。

○これは科学的療法だが、半面に強い信仰の働くことは事実である。信仰なくして生れ得る療法ではない。だから、被術者が単純な心の持ち主であるほど効果がある。一燈園の同人や児童に特に奇跡的な効果の著しかったわけがこれでうなずかれるだろう。

○平田氏はどんなに貧しい人でも、この療法で病気に苦しむことがなくなり、天刑病とさえ言われるらい病でも、これで立派な浄い肉体に回復すると信じておられる。

○家庭はもちろん、学校、寄宿舎、教会などでこれが用いられたらどんなに幸福だろう。

○私は今熱心に見学し、また家庭で実行して、私のような初心者でも好結果に恵まれている。だから私の念願は氏が祈求する一個の「心療奉仕者」となろうと思う。

○私どもは単純生活具現の一路として、退廃的、神経衰弱的な20世紀の社会に、心身健康の福音を提唱するものである。

そうだ、書きおくれたが、私の確信を強めた一つのことは平田氏

心療の注意と実験録　255

の手元に蓄えられたこれまでの多数の実験例と、現に治療を受けている人々からおのずと洩れる証しであった。中風で6、7年も足腰のたたなかった老人、十数年来の痼疾であるバセドー病のおくさん、難治の皮膚病を患う婦人、さては胃病、心臓病、リウマチの人々から聞かされる言葉がどんなに私を驚かしたか知れない。それにしても平田氏の辛抱強さよ。私だったらこれほどの発明発見を、とてもこうは長くじみに握り守っていることができなかったろう。私がいま聞かされて強く感じるのはやはりその時がきたからと思うが、平田氏はまた耐えに耐え、待ちに待って、ようやく天与の好機を迎えようとしつつあるのであろう。

〇病気で医者にかからねばならなくなったら、中級以下の無産社会ほどみじめなものはない。心療の確実迅速なる効果が病者を喜ばすと同時に、経済的にもいかほど世を益して人を喜ばすか知れない。単純生活社が心療に力コブシを入れるわけがわかっていただけよう。今では病人を見舞っても、ただお気の毒と申すだけで、心の徹らない不満足があったのに引き換え、心療を心得てからの違いは比較にならない。のみならず医道すたれて病者が一倍難儀する今の世に万病治癒の秘法を授けられた幸福を何にたとえよう。他に伝えずに私することはこの上ない罪だろう。

7. 民間的療法を一丸として　医学博士　岡江久義

　医学上、思想上における余の親友平田君、今回、一書を編して余に見せられた。余の君を知るや久しく、京都府立医大において同窓の友として医学を学びつつ、傍ら君の専門の哲学上の論議を楽しんだが、余は常に君と意見を異にし、互いに口角泡を飛ばして論争した。

　君はまた、経済上の困苦のうちにあって、自由に自己の研究に没頭し、常に学校の講義をよそにして顧みなかった。余はこの点において常に君に忠告したが、君はその絶倫の精力を傾けて、自己の研究の完成に日も足らなかった。君は節を屈して、民間鍼灸師の下にさえ出入りし、また研究のために随分と無理を重ね、人に治療をしても托鉢奉仕と称して金をとらず、また他に対しては極めて豪華な態度で、無理をして得た金を湯水のように使っていた。この点も余はたびたび君に忠告したところである。

　さらにまた、君は今回、余らの切なる忠告を退けて、長く病院における研究の機会をすて飄然として身を民衆のうちに投じて、いわゆる生命運動を始めたのである。

　ここに至っては、余は天馬疾風に逆らって駆ける君の姿を容（ゆる）さざるを得なくなった。余は純粋な医学へ、そうして君は、病める民衆の苦悶のただ中へ。その方向は異なっても、二人の愛と信と希望と理想はさほど異なるとは思わない。

　余は平田君が本書においては既に単なる熱鍼快療術のみならず、あらゆる民間療法を一丸として、そのことごとくを少しずつ学問的立場にまで挙げようとする努力だけは見られるように思う。

　君にとっては平田式の名は最早余計だ。

心療の注意と実験録　257

民衆のためにまた学界のために、在来の伝統的鍼灸や器械的鍼
灸、さてはその他のすべての民間療法を一切学的立場に切り上げれ
ばよいのだ。

　君は何も発明発見する要はない。今まであるものを学問的に清算
すればよいのだ。

　この書の説く療法はすべて、君の発明でもなく、発見でもないで
あろう。同時に何人の発明でも発見でもない。

　心理は平凡であって昔からあるのだ。

　必要なのはそれを取り扱う態度だ。個人的態度を離れた学問的態
度だ。（1930.11.10）

8. 一円相　　　　　　　　　一燈園　西田天香

　（一燈園の同人は初期心療の実験台となって下さったのみならず、西田師もまた心療を肩の凝りなどに試みられ、多数の患者を紹介下さった。下は請いに応じて、江口定條氏宅で書いて下さったものである。）

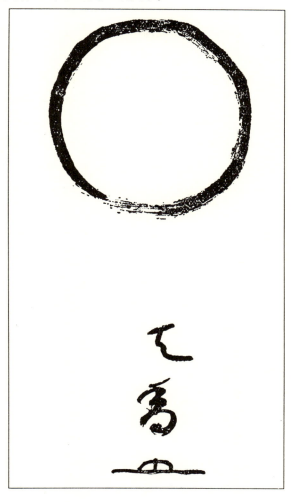

心療の注意と実験録　259

9. 理想の療法　　第三高等学校講師・文学士　栗原　基

　〇最近、わが国における民間療法の盛んなことは、真に驚くべきものがある。ある人はその種類が三百に近いと言っているのに徴しても、これを知るに難くない。しかもそのうち、果たしてどれだけが信頼し得るべきものであるかは、はなはだ疑わざるを得ない。けだし、従来の民間療法とは、一般に低級なものであって、近代医学とは全く没交渉なものが多い。これが根本的に大きな過誤を醸すことになっている。もちろん専門医が多年の経験と精緻な学理に基づいて、患者の病気を診断し、これを治療することが必要欠くべからざることは、今さら言うまでもない。しかし、これとともに人々は各自適当な方法において自分の身体を擁護して常にその健康を保ち、一旦病気に罹った時に、これに対していかなる処置を講じるべきかについて、多少の常識的な知識がなければならない。このようにして家庭療法は一家和楽の素因であり、自己療法は実に修養鍛錬の貴重な要因ともなる。それ故に民間療法はぜひ健全な発達を遂げる必要があり、いくら医学が進歩しても十分存在の理由がある。

　もし世に理想的な民間療法があるとすれば、それを次の5か条の条件を具備せねばならないと思う。

（1）経済的なこと。

（2）効験顕著なこと。

（3）何人も容易に実行し得べきこと。

（4）科学的に試験済みであること。

（5）迷信的でないこと。

　しかし、今日行なわれているものの中で果たしてどの療法がこの5か条のテストに堪え得るか。それはすこぶる怪しいものである。

260　心療の注意と実験録

余の知っている範囲内では、これだけの資格を完備しているもの
は、まず平田式心療法をおいては他にはあるまいと思う。これから
以後はいざ知らず、現在では平田式心療法こそは余の目指す理想に
近い民間療法であるように思う。

１．経済的要件

について考えるに、平田式心療法にあっては、普通極めて簡単な
心療器に石綿を詰め、さらにこれにアルコールを注いで点火すれ
ば、高熱の治療器ができるのである。それ以外なんらの費用を要し
ない。真にこれ万人共通の至便な治療器である。そしてこれをもっ
て規定の部位を刺激すれば、立派に目的を達するのである。治療者
も患者も経済的になんらの苦痛を感じないで、病気の治癒健康の維
持を保証されることは、この療法の一大特色である。

２．効験顕著なこと

先天的な悪疾や、後天的な疾病に冒されて、人生の能率を発揮す
ることのできないのは、誠に悲惨なことである。多数者の中には長
く病床に呻吟し、家財を蕩尽しても、容易に全快しないものもあ
る。良医の診断も効を奏せず、心尽くしの看護も甲斐ないものもあ
る。平田式心療法においては、幾多の難病が意外に敏速に治った経
験がある。もしこれを疑う人があるならば、自ら実験してみれば必
ずその疑問がたちまちにして晴れるであろう。喉頭結核患者が数回
の治療によって回復し、腎臓、肝臓、膀胱などの諸病を併発して、
一年有半の寿命を宣告された青年が３か月にして次第に元気になっ
たことなど、今さら特記するほどの事例でもない。

3．万人容易に実行し得ること

治療の簡単なことは至って重宝である。また自分で自分の病気を治療し得るならば一層簡易である。平田式心療法にあっては治療に医学の知識の経験を要求しないし、またある一種の人並み勝れた力を必要としない。またアルコールを湿した脱脂綿で皮膚のある部分を拭えば発赤現象によって容易に的確な診断をなすこともできる。そしてその箇所を刺激すれば、それで至って簡単に治療の目的を達するのである。

4．科学的な試験済み

学理は高遠に、実行は簡単に、これが民間療法の真髄である。東洋三千年の伝統を有する鍼灸のようなものでも、未だ十分な科学のテストを経ていない。平田式心療法は、この点において確かに一つの大きな強みがある。諸名家の科学的研究の粋を集めて、これを基礎工事となし、その上に上層建築を営んだものがこの療法である。もちろんなお未だ研究すべき点は、多々あるといえども、少なくとも在来の治療法に比べて、斬然頭角を現わすものはこれであろう。その完璧を期するは今後の努力に待つべきことであるが、最近医学の研究の結果の上に磐石の基礎を据えていることはいささか誇るに足ることと思う。

5．迷信的でないこと

信仰は治療の一要因である。しかし、迷信は人の精神を殺す毒素である。病気を癒されようとするために、心霊を殺すのは本末転倒の憾みがある。宗教的阿片に中毒して病気を忘れるのは愚者には慰藉であろう。現代は文化を誇りながら、民間療法には依然として迷

信の流行していることは見逃すことのできない不快な現象である。しかも心身ともに健全な調和を保ってこそ、人格の修養となり、かつ人間本来の真面目を発揮し得るのである。平田式心療法には一点寸毫も迷信的要素がない。ただあるものは治療者と患者との間に通じる精神的霊感があるのみである。医者の冷静な科学的態度以外の、温情によって結ばれた心理的共鳴があるのみである。

　以上挙げてきた5か条の要点が、この療法に備わっているというのは、坊間に見るように自家広告としての常套手段に過ぎないであろうか。百聞一見に如かず。一見体験に如かず。これはすべからく誠意ある識者のテストを俟つことによって、極めて明快な解答を得るであろう。（1930.12.20京都にて）

　〇3年前著者が初めて心療法を天下に発表して以来、治療の原理および実践において飛躍的進展を見たことは、顕著なる事実である。これはこの療法が死んだ学理に基づかず、因習的な手段に捉われず、生々果てしなき生命の神秘の消息を伝えている、何よりのよい証拠である。

　東洋古来の芸道が、多く『失われた芸術』として、空しく絶滅に帰することは、一大恨事と言わねばならぬ。三千年来の東洋医道もまたその数に洩れず、何時かは迷信と詐欺の泥中に埋もれて、見る影もないものとなり、やがて忘却の深淵に投じられようとしている。この時に当たり、これを拾い上げ、これを西洋医学の光明に照らして、その本領を発揮させる使命をもって生れたのがこの書である。

　当今、社会生活がますます紛糾を重ね、人心は極度の不安に襲われつつある時、ややもすれば気萎え肉衰えるのは、やむをえない事

象である。このような時に当たり、われらは個人的には生命の秘義の新しいささやきを聞き、社会的には人間相関の大義を悟り、もって自我の肉弾を化して霊弾となし、充実調和した健康体と、内満透明の精神とをもって、自らに与えられた馳せ場に参じることは、われらの衷心の祈願である。いたずらに主義や宗教の美名に隠れて、主我的な欲望を逞しくするような不健全な生活は、直ちにこれを廃棄し、大いに公明正大な人生の意義を実践することがわれらに課せられた時代の要求である。

　この緊急な社会の要求に応じるために、心療法は果たしていかなる役割を務めており、また努むべきであろうか。これはいやしくも心療法の体験者には、幾分解決されている問題である。われらはこれによって、身体の苦痛・疾患と精神の疲労・苦悶から救われ、比較的に健康と安慰と光明の境地に進みゆく気力を回復し、人生に対する新しい希望と光明とを握り、而して今後ますます奮闘、努力の舞台に出演する覚悟ができたと思う。そして、この書は実に時代の要求に応じる宝典として生れ出たものであることは、われらの信じて疑わないところである。　（1933.9）

10. お光と心療器　　早稲田大学教授　中桐確太郎

（中桐先生もよく肩の凝りに心療をして下さった。そして、心療の会で心療と托鉢の話などして下さった。）

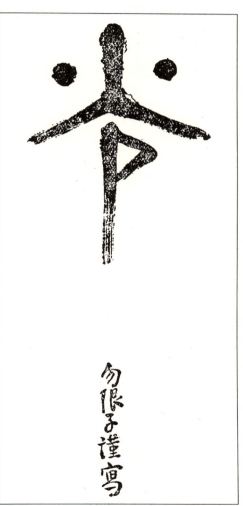

必ず の古文 火 心療器の上 に在りつ形 と志覚ゆ。天啓か、神授か、ふしぎえることと偶ひうべし。謹写し、聖行の証し、健あらんことを祈る。

平田法名拝

中桐確太郎

勿限子謹写

心療の注意と実験録　265

11. 東洋医術への転向

元第一高等学校教授・理学士　黒河龍三

　私は幼少の折りは虚弱の方で、しばしば風邪、胃腸病などに罹ったが、17歳の夏に初めて脚気を患った。この時、医師の勧めで一週間余り那須温泉へ転地した。その土地にいる間は幾分軽快し、また同じ那須でも少し高い方へ行けばなおよくなるという風であったが、東京へ帰ると、また元通りの症状になってしまった。

　ちょうどこの時、ある僧侶の方で漢方医術に詳しい方がお灸をして下さるというので、左右の足へ各2点ずつ、また幾日かの後、さらに3点ずつ、合計5点ずつの灸を毎日2回ずつすえ、同時に食養生の方もその方に指示していただいた。そのためにだんだんと快方に向かい、秋には全快した。その時、私は初めてお灸の効能の偉大なことを知った。全快後も三里だけは長命の灸であるというので、旧暦の月始め8日間は毎月据えることにしていた。そのためか脚気の方は翌年の夏に軽微な症状が起こっただけで、その後は一度も再発していない。

　21歳の4、5月ごろ、当時一高の2年生で体操の時間に木馬を飛んだが、手のつき様が悪かったと見え、右腕関節に故障を生じ、近所の接骨師へ毎日1か月余り通った。始めの5、6日に少し痛みが減ったようだったが、その後はよくも悪くもならない。ちょうどその当時、井上仲子先生という方が、ご自分の肩の痛みを治されたのを手始めとして、身体中の筋のことを研究なされ、京都帝大の整形外科などで器械を用いて筋骨の矯正を行なってもなかなか治らない病人を、器械をはずして比較的短時日の間に治しておられた。また筋骨の矯正によって内科的な慢性疾患までも病理学の知識なしに治

されるようになった。今では東京にお出になって、紹介者のある病人だけを治療していられることを聞き、義兄の紹介によって1か月ばかりで治していただいた。井上先生のお話では「始めから私のところにお出になればこのくらいのものは2、3回で治ったものを、余計な療治をし、かつ時日が経過したために長くかかるのです。手首だけを揉んでいては何時までたっても治りません」と。この時初めて身体中に続いている筋のあること、しかもこの筋は死体の解剖を土台として研究している現代の医学者は否定していられることをうかがった。またこの時、すでに腹の療治もしていただき、これは相当長くかかった。下腹へ常に心気を置くべきことをうかがった。ただ残念なことには、この療治は灸と同時にやってはいけないことであった。

　28歳の夏、私の母が腰痛を患い、掛かりつけの医師の診療を受けていたが、どうも止まらないので痛みを去る注射をされた。ところが痛みは少しも去らないで却って食欲がパッタリ止まってしまい、どうしてもよくならない。そこで遂に10月初旬（たしか3日ころ）帝大某内科へ入院した。しかし結局要領を得ないで28、9日ごろ本人の望みに任せて退院し、11月1日に死亡した。その間、3、4回主任の博士に様子を聞いたが、20日ごろの話に、

　「胃の内容物を調べても別に悪いものはなく、血液を検査しても悪いものはない。昨今肝臓の腫れが顕著になってきたところをみると肝臓がんでしょう。もしそうとすれば治療の方法は絶対にない」

　「肝臓がん以外の肝臓病であるかも知れませんか」

　「実はがん以外の肝臓病の手当をやってみて効果の出ないところをみて、がんと推定しているのであるが確定はしない」また「このことは病人に知らせては悪い、病名の決定しないのを気にするよう

心療の注意と実験録　267

ならば胃病と神経衰弱くらいに言っておくがいい」

　といわれるのである。ことの意外に驚いて早速兄弟が集まり、協議したが、結局、

（１）真に肝臓がんであるかどうか確定する方法はないか。

（２）どうせ見込のないものならば母は病院生活を大変いやがっているから退院させたいと思うがいかがか。

　の２点を再び博士に質してみることになり、翌日私が参って申すと、

（１）に対しては「切開してみるよりほかに方法はない」

（２）に対しては「もう一週間待ってくれ、私も入れたくて入院させたわけではない。主治医がしきりに頼むから入れたのである」

　ということであった。68歳の老体で、しかも長らくの食欲不振で衰弱しているところを切開するわけに行かないことは極めて明白なことである。その後一週間くらい経て目の色が黄ばんだころ、博士の方から「もう肝臓病と確定した。まず見込はないから本人がしきりに退院を望むならばその通りにしてもよい」とのことで退院したが、もしこのような場合にはと考えていた井上先生の療治も間に合わない中に死亡したわけである。

　母の入院中、前にちょっと申した僧侶の方がたびたび見舞いにきて下さったので、漢方医の立場から見た所見をうかがった。ちょうど博士が肝臓がんであろうと言われた時に「実はまだ入院なさらないうちにお訪ねした時、何々の薬をお飲み下さいと口の先まで出掛かったのでしたが、何分私は医師の資格のないものであるし、歴々としたお医者様が付いていられることでもあるしと思って差し控えました」と言われ、その後病は適当な薬を用いないためにだんだん

268　心療の注意と実験録

と進行し、（もっとも洋薬の方にはこれと思うものに対応するものがないのだろうが）その都度、あの薬、この薬と考えていたことを話された。後にもお訪ねしていろいろお聞きしたが、つまり腎に入った邪熱と薬毒が原因となってそれからそれへと他の臓器が冒されたと言われるのである。この方が博士の言われる「肝臓の病が中に潜んでいて、それがだんだんと進むに従って他のあちこちの臓器の症状を現わし、最後に肝臓自身の症状を現わしたというのが、どうも事実に符合するように考えられます」

　このことがあって以来、大学教授や博士を直ちに上手な治療者と考えることは大きな錯覚であると考えるようになった。

　この時から自身で薬を調合することを知りたくなり、ちょうど祖父の遺した蔵書の中に『衆方規矩』というのがあったので、これを参考書として前に申した僧侶の方からやさしい処方をいくつか教えていただいた。そのために例えば風邪に罹っても、元西洋医にかかって一週間もかかったものが３、４日で治るようになり、殊にもっとも気持ちの悪い咽喉の塗り薬などは用いないようになった。そして身体もだんだん丈夫になったが、そのためにかえって種々の用務を引受け、頭を使い過ぎたり、また交際の関係上やむをえず洋食や中華食などの会合にたびたび出席して胃を傷め、昭和６年11月21日（40歳）に胃潰瘍を起こし、２回の吐血をした。このような場合には手療治はできないので、近所の西洋医にかかった。それで始めのうちは徐々に順調に回復したが、12月10日すぎ大腸カタルを併発し、不安になったので、14日に前医の了解を得て、漢方の小出先生に往診をお願いしたところ、急速度の回復をして29日には通院できるようになった。このこと以来一家全部西洋医にかかることを止めて、病気の時には治療はいつも漢方によるようになった。

昭和5年、『主婦の友』に平田先生の心療のことがでており、それは鍼と灸との効果を総合したようなものであり、かつ素人にも治療ができるということであった。それで早速主婦の友社へ参って心療器を求めた。当時私は軽い結膜炎を病んでおり、眼科医に通っていたが、眼科医では目の手当だけで病源の神経の方には手当をしなく、少し心許ない気持ちでいた際で、しかも信用ある鍼灸師に知り合いもなかった時だったから、ちょうどよいと思って時々心療器を用いたが、具合がよいようで、点眼のかたわら行なって全快した。

　心療器と同封の紙に先生が講習をなさる由が書いてあったが、京都にお出になるために出席することもかなわず、残念に思っていた。昨年すなわち昭和7年同僚の渡辺教授が胃腸性神経衰弱で種々の療法を試みられたが、急に利くものもなく、最後に5、6回平田先生の治療を受けられて奇効のあったことを聞き、またお宅には古い経絡の書などがあり、この夏には講習会をなさると聞いて、初めて先生が東京にご在住であることを知り、ぜひとも今度は入会いたしたいと思った。

　7月25日、家庭心療の講習に入れていただいた。わずか4日間の講習であるが、その間に経絡過敏帯のことから各種病気の治療法まで、私どものように中学を出て以来2、3の通俗医書を読んだくらいの者には、耳新しいお話で大変面白く拝聴した。それから心療法書と熱鍼心療器をいただき、手始めに顔や頸の出来物、腹部を圧して痛む箇所などに応用してみたりして、だんだんと経験を積み、一方心療法書の方法のところを繰り返し熟読して経絡の通る箇所などを記憶することに勉めた。

　8月に「中心」購読の申込みを致し、その広告をみたところ、先生には「整体療法」「経絡経穴刺激療法」「自療薬栄養療法」「精

神療法」など今までよく利くと思っていた療法に関するご著書のあることを知り、また心療法書中にもごく梗概ながら、前に井上先生やまた僧侶の方などからお聞きしたことと共通な点がかなりあるので、大変心強く思い、これは先生の講習を長くうかがっていればだんだんとよい療法に精通するに相違ないと思って、９月には心療講座の方へ入会させていただいた。その後は暇さえあれば「中心」や先生のご著書を読み、また心療講座や弁証法の講義を拝聴するのを楽しみにしている。また実際の方面では今まで薬物でなければ取れないと思っていた風邪の熱が心療のみで取れ（もっとも高熱の場合には未だ出会わない）、殊によく利いたと思うのは、とかく風邪を引きやすく、また一旦咳が出るとなかなか取れにくく、一時軽い肺炎まで起こしたことのある娘が、漢薬の服用と同時にではあるが、１、２か月の心療で見違えるほど丈夫になり、今では本人もうるさがるので、１月10日ごろから心療の方は中止していることである。（「中心」記事より）。

12. 我が家の心療

元第三高等学校教授・文学士　佐藤秀堂

　昨年の春だった。音楽の教師をしている妻の妹が右手のリウマチで苦しめられ、別府温泉に明日立とうという日に、妻と同郷の老刀自松田さと子さんが立ち寄られて心理療法のことを聞かせてくれた。

　実際、こんなことが仏のめぐり合わせというものであろう。取りあえずやっていただくと、即日腕がよくなって、痛みは手首から先だけになり、二度目にやると、指だけに狭まり、次に全部治ってしまったのであった。

　こうした奇効に驚いて妻も器械を求めてやり始めてから、私の感冒に、幼児の胃腸病に、重い急病でない限りはきっと心療で片付けることにしている。

　私はまた10名ばかりの学生を預かっているが、これにも実行して医者の手を煩わすことがない。

　そんな次第である時は寮生の耳下腺炎を、ある時は隣人のルイレキや胃がんや、植物性神経病など、1、2日、長くとも1週間で治して上げて感謝されたことは数え切れない。家庭や寄宿舎などに広く実行させたいものである。

13. 中心

文学博士　小西重直

（小西先生は元来お灸が好きだったそうだが、心療のことを知られてからは自らも実験され、人にもよくお勧め下さっている。下は請うていただいた題。）

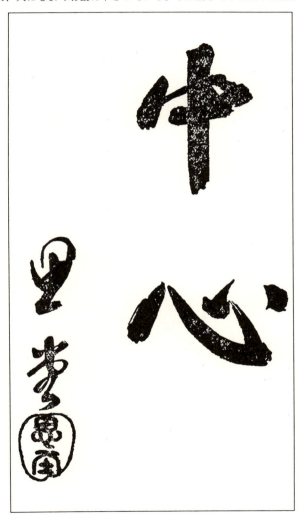

14. 簡単で特効ある新療法の発見

主婦の友社　関西特派記者

　お灸や鍼による治療法が、これまでの長い間の経験上から、有効であると言われたばかりでなく、今日では立派に学問上からも、その効果が証明されるようになった。そのお灸と鍼を巧みに組み合わせた装置によって、二重の刺激を一度に働かせ、治療上の効果を一層増大することに成功した心理学者がいる。

　それは、京都帝大哲学科に３年間、同府立医大本科に４年間の勉学を通じて、専心心理学的物理療法を研究された、平田内蔵吉学士である。氏は７年前のこと、氏の母堂が胆石痛に罹られ、種々の医療に手を尽くされたのであったが、どうも効果がなく、みすみす危篤に陥るのを傍観しているのに堪えられず、どうかして助けたいものと、日頃民間で行なわれている灸療法を試みられた結果、意外にも成績がよかったので、ふと考え付かれたのは、実験心理学の研究に用いる温点検査器を利用しようということだった。これら灸と鍼との両作用が、あるいは同時に働いて、一層よく効くようなことになりはしないかと、早速母堂の患部の皮膚の面に試みられたところ、氏の予想は的中して、一時はもう絶望だとさえ言われてきた母堂のご病気がこれによって急激な好転を見、灸療以上の効き目がはっきりと現われて、さしもの難病も全治したのだった。

　それから氏は鍼灸術に多大の興味を起こし、灸ならびに鍼に関する数多の研究書を渉猟して、学問的研究を始められるとともに、新しい温熱治療器を発明し、多数の人々に実験して、動かすことのできない効果のあることを確かめ、遂に実用新案登録を得られたのである。

274　心療の注意と実験録

従来の灸だと、あの醜い灼痕を残す以外に、ややもすると、そこに化膿菌の侵入することさえあるが、ここにご紹介する平田式の熱鍼心療器では、絶対に化膿せず醜い痕を残すようなことがない。ちょっと始めは、痛い！と感じるが、それが7、8つの子供でさえ辛抱できる程度なのである。殊に、この療法の大きい特色は、患部の皮膚の面へ、広い部分に施せるため、お灸のように一点のつぼをはずすと、もう効き目がないというようなことがなく、したがって素人にも容易に、家庭で直ぐ応用される点である。

○適応症その他

　これを巧みに用いれば、万病に効があると言えるのだろうが、家庭で最も容易に利用される病気の種類を挙げれば一切の目の病、耳の病、鼻の病、肩の凝り、扁桃腺炎、バセドー病、肋膜炎、心臓病、脚気、胃腸病の一切、肝臓病、胆石症、婦人病一切、花柳病、神経痛、皮膚病その他各種の慢性病などである。このうち最も素晴らしい成績を挙げているものは肋膜炎で、小児の寝小便や百日咳、消化不良なども、ほんの2、3日の施術で治り、皮膚病の一切にも、即効的な効験を現わす。

　平田氏はこの療法を、仏者の伝教の心で世に病弱者に公開されたものである。

　お灸や鍼にはつぼと言われる治療場所があるが、この療法も、そのつぼ（刺激点）を中心として施さねばならない。この漢方医の申すつぼは、現今の医学で明らかにされているヘッド氏の知覚過敏帯とほぼ一致している。ヘッド氏の知覚過敏帯とは、内臓に病気があれば皮膚の面のある一定部位に必ず知覚の異常を来して、神経の過敏なところができてくるというので、胃病ならば何部へ、肺病なら

心療の注意と実験録　275

ばどこへという風に、内臓と皮膚面との関係を明らかにしたものである。

　この刺激部位と病名とを対照し、神経系の流れに従って、かなり広く刺激すればよいのである。どこが刺激点であるかは、刺激してみて特別に熱さを強く感じるところがそうなのだから、すぐわかる。そこを見逃さず、赤くなるまで、続けて刺激する。そして別な時間に、熱さをそれほど感じないところをも刺激する。

　記者は自ら治療器を手にして、数名の患者に試してみたところ、さて実際に当たってみると、案外わかりにくい点があったので、平田氏にお尋ねすることにした。

問　刺激は刺激点を中心として、神経系の流れに従って行なえとのことですが、刺激する場所の範囲をお教え下さい。

答　神経の流れは、後頭部を源として脊柱の本流から、全身に支流を出している。この方向を追って刺激するのだから、例えば胃が悪いとすれば、背部の胃の刺激点のうち、脊柱に沿った方から刺激を始めて、左の細腰部を横に、ぐるっと腹部の臍の辺まで、いく条に線状に刺激する。そのうちには、先に申した通り、特に熱さを感じる知覚過敏帯が見出されるから、改めてそこを刺激の中心と見定め、なるべく広い範囲にわたって刺激する。

問　皮膚病のときにはどうするか。

答　皮膚病や筋の疾患、神経病などのときは、脊髄の両側、および疾患部の周囲を、やはり刺激方向に従って刺激する。

問　刺激は、すべて一度に何分間くらいすればよいのでしょうか。刺激の点数と速度に、手加減はいらないか。

276　心療の注意と実験録

答　１点は半秒間くらいとし、それも極く軽くである。ただし、踵のようなところは、１点を20秒くらい当てる。点数は始めは50くらいからだんだん増して、200、300、400と、本人の体力や病状に応じて、適当に加減する。それで治療時間は始めは５分くらいから10分、もっと長くてよいものもある。

問　患者に熱のある時に行なっても差し支えないか。

答　７度以下の熱ならば何の心配もない。もしそれ以上の発熱の時は、下肢か前腕（左右いずれでもよろしい）に、少し施しておくとどんな病気にでも、回復を助ける力となる。

問　子供に施す場合、熱がりはしないか。

答　熱がる。しかし、子供は敏感なので、わずかの刺激でも効果は顕著である。それでガーゼを１枚敷き、その上から軽く、泣かない程度に行なえばよい。性急にしてはならない。

問　この療法に副作用は伴わないか。

答　伴う。嘔吐、下痢、痰、唾、涙、また汗、垢、大小便など、その他異常排泄のある病人だと、一時それらの排泄が多くなる。それは自然の治癒能力が高められるためで、決して心配するには及ばない。

問　治療直後入浴しては悪いでしょうか。

答　治療をしたすぐ後で入浴すると、刺激点が多少ヒリヒリするが、差し支えない。治療したところへメンソレータムでも塗っておかれるとよいだろう。

問　治療器に、石綿や酒精を使う時はどの程度に入れるか。またその分量の多少によって、容器の先端の熱度に高低はできないか。

答　治療器の底へ三分の一くらいの深さに石綿を入れるが、酒精は

心療の注意と実験録　277

石綿が十分濡れる程度でよく、点火したら容器を横に倒して、速く火気が底の方に回るようにする。その分量の多少は、容器の先端の熱度にそう大した影響はない。火の消えた後も、その余熱を利用できる。婦人の頭部へ施術するときなど、酒精では炎が立って、危険と思われるようだったら、石綿と酒精の代わりに、懐炉灰と艾とを等分に混ぜてそれへ酒精を少量注ぎ、点火して酒精が燃え尽くしてから使用すると、10分間ぐらいは熱さが保たれている。白金懐炉の火口を用いるものや電熱器はさらに簡単である。

問　同時に二つ以上の病気に罹っている場合などは、どうしたらよいか。

答　いくつもの病気を欲張って一緒に治してしまおうなどとしてはならない。。必ず一つの病気に先ず全力を注いで、それが治ってから次の治療に移ることが大切である。

問　刺激のある栄養物は、避けた方がよいか。

答　そうである。肉食、あるいは芥子、生姜、わさび、その他の刺激物は避けることである。また服薬、注意などもなるべく見合わすことである。

　記者はこの療法によって病を癒された人々をお訪ねして、その実証を求めたが、中には長年の中風やひどい神経痛を治された方があり、また肋膜炎や動脈硬化症、その他で苦しんでおられた方々の、喜ばしい全快談を聴くことができ、それらのいずれをみても驚かされる事実ばかりだったが、患者の中には、立派な職業を捨ててまで、救われた喜びを世の難病者に分けるために奔走されている方々さえある。先ず、大阪鴻池銀行、中尾栄次郎さんは曰く。―――

278　心療の注意と実験録

「私は、4、5年前から時々神経痛を覚えるようになりました。しかも始めは腕が痛むかと思うと、次には足が痛むというように、痛みが全身をぐるぐる回っているようだったが、医薬の効がさらにないので、昨年の7月、この療法を伝え聞いて、2回受けましたところ、それっきり再発しません。

この驚くべき効果に興味づけられた私は平田先生から治療法を教わって、試みに銀行の用務員の神経痛を治療してやりますと私同様に快癒しました。ところが、この用務員さんが、そのことを銀行内に触れ回りましたので、われもわれもと病人が押し掛けてまいり、遂に銀行にも出ていられなくなりました。幸か不幸か、重役も銀行の方は休職にしてやるから、大いに治療の方をやれと勧めてくれるままに、この頃は毎日5、60人ずつも治療していますが、驚くことには、盲腸炎が1回か2回で治ったり、痔疾が、軽いのなら2、3回、重症といえども、10回くらいで治っていることでございます」と。

次に京都市岡崎西福の川の松田さとさんは曰く。———

「弟の神経痛が、この療法で速治しましたので、家族のものの風邪、下痢、気管支カタルなどと次々に試みてみますと、皆、1、2回で、それは簡単に治りました。それまで主人は、この療法を信じなかったのでしたが、あまり面白いほどに治るのを見て、『それなら私の疣痔（いぼじ）が治るか。これが治れば、私もこの療法の宣伝に一身を投げ出す』と申します。ところが、私がつたない手つきで1週間施術しますと、長年の痔疾が痕もなく治ってしまいました。

それから私一家は、大変な騒ぎです。平田先生を神様のようにあがめ出し、主人が交際先へ、次から次へと触れ歩きましたので、ここ1か年ほどの間に、幾百人とお助けすることができたのでした。

そのうちでも、鼓の大家として知られた、曽和鼓堂（そわこどう）さんの脳の動

脈硬化症が2週間で治ったり、同じ鼓の先生の竹村龍之助氏の耳鳴りが4回で根治し、三高教授の佐藤秀堂さんのお嬢さんが腸からの発疹を、1回で治されたりしました。それで、大変な評判となり、胃がんや小児麻痺というような難症者の方まで押し掛けてまいられました。小児麻痺は同じ三高教授の山谷省吾さんのご次男でしたが、生れて7年間動かなかった手と足が、3か月の治療で、手が頭の上へ上がるようにまでなられました」と。

　また文学士瀧浦文彌先生は曰く。————

　「数年前から胆石病や神経痛、慢性気管支カタルを患っていた私が、この療法を2か月受けてから、次から次へと病気の治っていったのには驚かされました。後に20年間も私の皮膚に頑固に寄生していた水虫が、5回の治療で全く癒されました。

　私はこの体験を基礎として、家族の病気に試みましたが、腰痛、痔、肩の凝りなどで困っている女たちや、寝小便で弱っていた子供まで、皆、3、4回の施術で治ってしまいました。それで今度は、近所の方のお頼みを受けて、私が中耳炎や扁桃腺炎、癲癇などの治療にあたりましたが、面白いほど効き目があるので、ただ今では平田先生を時々迎えて、私の宅で治療法の研究会を開いております。今後もこの療法を一生の事業にしたいと考えています」と。（昭和5年7月『主婦の友』記事より）（主婦の友社の石川社長始め記者の方々も初期の心療の伝導には大いに尽力され、この稿について前後4回にわたって心療の記事を誌上にかかげ、多くの家庭に知らして下さった）

280　心療の注意と実験録

15. 何病にも効く

元同志社理事　西山教充

　私ども温暖な当別府に参り、温泉の恵に浴しているため、すこぶる丈夫で、毎日多くは17人、少なくとも10名に心療を施し、喘息、遺尿症などに驚くべき奇効を奏し、何病にも効く先生として大いに珍重がられているのは、実に有難迷惑に感じるくらいである。先日、日基の婦人会で講習会のような会合をいたし、理論の上より心療の効能を述べ、これまた多大な反響を来し、以来日々新患者が増加し、多忙をかこつようになった。（西山先生は夫婦ともに心療にご熱心で、別府のお宅にはわざわざ温泉を作られ、遠くからも患者が来るそうである。もちろん営利でなさる方ではない）

16. 予防医術としての平田式心療法

理学士　下　光太郎

　人の身体は病の器であるとは古より言われている言葉である。われわれは常に病気の脅威を受けている。疾病に侵されると肉体的苦痛は言わずもがな、精神的にも経済的にも二重三重の苦痛が伴うものである。人類の幸福を覆すこれらの疾病は、望むらくは、予防法を講じて未然に防止すべく努力すべきはもちろんであるが、もし不幸にして万一これに侵された場合には、早期のうちにその芽を刈り取ってしまい、手遅れにならないうちに可及的苦痛少なく治療することが何より必要である。だれしも等しく感じることは、病気になった時、医者にみてもらって、診察料なり、薬価なり多額の金を払うが、しかしその割合に病気が治らないということである。したがって自分の病気が生命に関するほどの大した病気でないと思われる場合には、いずれも医者の手を煩わせずに、自分の手で簡単に治そうとする。これは現今のように生活の脅威の著しい時代においては、高価な治療代や薬価を支払っていては、自然社会の落後者たらざるを得なくなるからである。これにつれて売薬の乱売続出、治療法の数多の出現が伴ってきた。平田式心療法というのは、熱した先の末端を皮膚面の適当な部位に点々と触れさせ、灼熱刺激を与えて疾病の治療ならびに予防を行なう一種の刺激療法であるが、創始者文学士平田内蔵吉氏は、この治療法は患者の心理状態、特に患者の感覚の状態を標準として、患者がその皮膚において、最も強い治療刺激を最も適当に感じる部位を探り当てることを要点とすることからして、これを心療法と命名したのである。

心療に関する諸注意

1. 刺激の方向は、規定に示した通り実行すること。

2. 熱痛の度は耐えられる範囲にすること。皮膚に火傷が生じなくてもよい。

3. 顔面治療の際はメンソレータムかクリームを塗って行なうこと。

4. 心療器の先端は皮膚に直角に当たるようにし、また皮膚に食い込まないようにすること。

5. 刺激は発熱7度以上8度以下は1日2回以内短時間、8度以上9度以下は1日1回以内、9度以上は手足の先端だけにとどめること、平熱の時は2時間以上経過すれば1日2回行なってもよい。

6. 食事の前後1時間および入浴の前後1時間は行なわないこと。

7. 刺激の後、30分間は安静にすること。

8. 他の刺激療法や注射と併用しないこと。普通薬、特に漢方薬の服用と併用する程度は差し支えない。

9. 刺激前後30分は水分を摂取したり飲酒しないこと。

10. 自分でしても他人にしてもらってもよい。

11. 子供にする時は嫌がらない程度に行なうこと。

12. 1週間に1度、日曜日には休むこと。

13. 刺激の速度は1秒3点ないし6点くらい、触圧または指圧を併用すると効果は大である。毎日できれば時間を一定にすること、寝る前が最もよく、朝離床前もよいが、この時は後の安静を注意して守ること。

　なお、灸や鍼が古くより卓効があることは広く知られている事実であるが、経穴は直径わずか1分ないし2分くらいの小さなもので

心療の注意と実験録　283

もあり、また全身には674個の多数が存在する。実際治療に使用する経穴は数点あるいは十数点であるが、これの正しい位置選定は熟練者といえども往々誤ることがあるくらい困難なもので、到底素人などのなし得べきものではない。しかるに心療法にあっては経穴の存在する付近を点々と無数に刺激するために多少とも経穴に触れて刺激を与えることができる。すなわち確実に経穴を刺激することが素人にもできる便がある。筆者は3、4年以前より、心療法の研究ならびに実行に着手したが、結果は極めて良好である。毎年2、3回の風邪引きがつきものであった筆者は2、3年以来風邪の神とは絶縁できたようである。また、すべての内臓器官ははなはだ丈夫になって極めて強壮な身体となった。心療法は治療医術としてももちろん必要であるが、予防医術としてはさらに一層必要なものではないかと痛感する。

第3部
日本医界の現状と
国民医術の必要

（「国民医術」のうちの刺激療法として心療法を完成したので、
特にこの部をつけ加える）

1. 日本医療界の現状

　静岡県医師会がかつて県下の病勢調査を行なった結果は、調査患者数約3万人中、医療費の支払いに差し支えないものは約五割六分、辛うじて支払い得るもの約3割4分、支払いに耐えられないもの約8分9厘、医師から治療を受けながら、その治療費負担に関し、何らかの保護手段を要するものの総数は、全体の約4割4分である。全国有数の富県にして、尚かつしかりである。京都市社会課の調査によると、月給百円以内の俸給生活者2755名についての医療状況の調査では大体1か月収入の5分の1が医療費に投じられていて、収入の少なくなるほど、その比率が高くなり、実収入40円以下の世帯では、その負担は実に、6.6の高率を示している。彼らは医療費の調達を貯金の引き出し、親よりの送金、親族、友人、兄弟からの借入、妻の里からの送金などにより、最後には負債に走っているのだ。

　内務省の発表によると『医療費と個人の生計費との関係を調べてみると、医療費はその主要な部分を占めるのみならず、一時に多額の失費となるという点から、個人経済上の大きな脅威となり、生活を阻害する一大原因となっている。医療費の支払いに窮したために、返済の当てもない高利の借金をし、長くこれに苦しみ、あるいは先祖伝来の田畑を売り払い、あるいは一家離散するような悲しむべき事例はしばしば耳にするところである。また各地において行なわれた貧困調査を見ても、疾病負傷、または疾など身体的事故により、極貧層に陥ったものの多いことは驚くべきものがあり、いずれの貧困原因調査においても、その30%ないし40%、ことに甚だしいのに至っては65%が身体的事故により極貧層に陥っている事実をみ

286　日本医界の現状と国民医術の必要

るのである。したがって、医療費の問題を解決しないでは、国民生活の安定と社会平和の確保とは到底期待できないと考えるのである』と。

　医療費は高く、しかも治らないままに貧困に突き落とされるものが、いかに多いことよ。

　そして、このような情勢の下に、日本医師会の協定した診察料、薬価、および治療費をもってしては、わが国民生活の程度に対しては負担過重の現状である。

　一方、開業医自身も医師の激増につれて、ますます営利主義化し、知らず知らず悪意はなくても患者の経済状態の打診をまず先にしなくてはならなくなってきた。

　しかも医師は都会に集中し、その全国的分布状態は乱脈を極めている。見よ。無医町村は、3400余りであるのに、東京市では600人に一人の割で密集している。

　統計年鑑によれば、内地人口6800余万のうち、約３割の富者階級1890余万人と、約３分２厘弱の健康保険法の被保険人、約200万人と、約１分１厘法の最貧階級層200万人が施療施薬を受け、その約６厘強40万3700余人が実費診療所の治療を受け、その約８厘50万4500余人が無料および実費診療所の治療を受け、残余の６割４分強、4000余万人は医薬に接し得ないのである。

　実際、１か月医者または病院に通えば、30円以上の出費を要し、不幸にして入院を要する時は、３等病室で200円くらいはかかるのである。

　薬価のほか、診察料、車馬代、入院費がかかり、専門大家では特診料がいる。

　上のような経済上の問題のほか、誤診の問題、風紀問題、誇大広

日本医界の現状と国民医術の必要　287

告問題、無責任問題、伝染病隠匿問題、堕胎問題、博士肩書乱用問題、特権利用の猥褻問題、特殊大病院の不親切問題は、時々新聞等にも現われている通りである。

　かかる医界の現状のほかに最も大きい問題が残っているのだ。

2．現代医学の根本的矛盾

　人的民力の低下は、このような不完全な医療制度の下に、当然引き起こされることであるが、幸か不幸か、経済的に豊かで現在医療を十分受けているもののうちに、治療の効果が得られない場合のあることをさらに注意したい。

　それは現代の医学が、予防医学に重点を置かないで、処置医術にのみ走っているからである。予防医学に全力を尽くすことは、医師に経済的には大した利益がない。

　しかも医科大学で研究することは、専門化し分化し尽くした研究である。自ら心身を鍛錬し、また他を鍛錬する方法を科学的に研究つつ、余力をもって処置の方法を学習するような指導精神はどこの医科大学にもないのである。彼らは人間の身体を機械のように取り扱いつづける結果、憐れむべし、自己の身体も知らず知らず機械化し、何らその学を正用して自らの身体を鍛錬することをしないのである。故に医術はただ一種の手先の技巧と、知識と経験の切り売りとなる。そこで実診料１円以上、往診料２円以上、対診料３円以上、診断書料普通１円以上、処方箋料２円以上、食塩注射料３円以上、皮下注射料50銭以上、血清注射料３円以上、ワクチン注射料１

288　日本医界の現状と国民医術の必要

円以上、手術料数10円、内服薬30銭以上、頓服薬15銭以上、外用薬30銭以上、高価薬不定という風に、ずらりと定価表を並べ、いろいろに組み合わせて、その経済的発展を留意しなければならなくなる。

　しかし高い学費と設備費の上に、薬の原価がかかるのであるから、道楽でない限り、医者の立場も考えねばならない。医は仁術といったのは、ただのような草根木皮で治していた時代の話だという論理も成り立つ。

　本の医師の仕事は事務や取引ではなく、経験と知識による特殊な技術であるから、結果のよい場合は多大な感謝を受けるが、また種々の誤解や無理解に接することも多い。無理な非難、中傷によって迷惑することもある。また、転々と医者を変えて、医師間の感情を乱したり、医療費の不払いを常習にする患者もある。しかし、治療に駆引をしたり、病症を悪意で偽ったりする医者は例外としても、無茶な患者に備えるための駆引は要るのである。薬は悪いと思っても、患者が不満ならやむなく薬をやることもある。かえって処方箋のみを渡して、薬をやらないと評判を悪くする。

　医師には専門的な知識があっても患者にはそれがないのであるから、強いて病名を問う場合にはうそも方便で使う時もある。中には患者の言う通りにしていれば、治らなくても繁盛する場合もある。素人が相手であるから、純理で押せない場合もあろう。

　われわれは、医師の立場に深い同情を寄せるものである。それにも拘らず、あえて現代医療に根本的な誤りがありとするのは、どこまでも医師が自ら心身の真の健康を体験しないで、ただ薬、ただ手術、ただ処置をもって患者に接して能事畢れりとする点である。患者はどうせ病人である。心身ともに欠陥のあるのは当然である。そ

日本医界の現状と国民医術の必要　289

れを身をもって、至誠一貫して、正して行くのが医師のつとめである。その身に正しい鍛錬があり、その心が至純赤誠であって、しかも医学の知識があってこそ、初めて、病者を導いて、真の健康に向かわせ得るし、また病者のわがままを抑えて、よくその命令に従わしめ得るのみならず、医師自らも、その天職を楽しみ、また自らの健康の楽しみに満足して、簡易な生活に安んじて、病者の経済的負担も少なくて済ませ得るのである。この点に欠ける限り、不健全な誇大広告をする売薬と、心理的間隙につけこむ宗教治療と、あやしげな民間治療の蠢動を止めることはできないのである。

3. 現代医療の弱点に乗ずる迷信的治療

　欧州大戦後、現代医療制度の弊害が甚だしくなるとともに、現代医学の治療技術の一般が常識的に普及するに従い、民衆はやむなく、種々な民間療法を歓迎するに至った。多くの民間治療家が輩出して、医療の間隙に乗じて、種々様々な奇抜な療法を案出した。物理療法、電気療法、光線療法、磁気療法、温灸療法、温熱療法、指圧療法、紅療法、保健治病術、精神療法、心霊術等が何々式と名乗って輩出した。昭和8年にはすでに東京府で3732を数え、全国では推計7万に達し、すでに同年2月調査の東京府の開業医5976人に迫っている。本年に至るまで累次増加の傾向がある。その多くは失業者の便利な開業法として、あるいは鍼灸按業者の兼業として、また他に職業を有しつつ内職としてなすものである。
　その結果、純粋な科学の上に立つ医術を不信用とする思想に拍車

290　日本医界の現状と国民医術の必要

をかけ、また医療と並んで医療類似行為が氾濫するのは、一般大衆にすでに統一ある医療思想のなくなった証拠である。

しかして医療行為は科学の立場で行なわれても、それは、科学的医療として成立しないのは、診断することを許されていないからである。科学的な診断を離れた治療をも医術ということになると売薬業者も一種の医師となる。すなわち科学的診断が医術の根幹であって、診断をなし得ざるものは医術ではない。皇漢医といっても、政府で認める免許者はただ一人残っているだけだそうである。

だからいくら医術が進んでも、医師が行なうのでなければ、診断を伴わないから今いう意味の医術ではないことになる。鍼術、灸術、按摩術などの施術には限界があり、またその診断は全体的には許されていない。故にこれも完全な医術でない。

現在の医療の制度の上の欠陥、方法上の欠陥に失望した大衆が、種々様々な療術に向かっていった結果は、医者におけるよりも悪質の不幸に遭遇するのを常とする。「治りさえすればよい」という一種投機的な気持ちさえ加わって、無責任な療術に向かう患者の気持ちは悲惨である。だがこれはすべて社会制度の罪であろうか。

本質的に見て生の本能は最も根本的な本能であるから、この本能の要求を満たす医術は、元来食物の調理のように各家庭においてなされるべきものではないか。

余の考えるところでは、外科病院と衛生検査所の無料国営ができれば、内科的疾患は各家庭で診察も治療もできるようになると思う。もちろんそれには正しい医学の知識と技術の修得を大衆的に公開する方法を要するが。

医師が、療術者等に、診断を禁じることも絶対的な権利があるわけではない。最近の大審院の判決によれば、療術者が血圧計、打

日本医界の現状と国民医術の必要　291

診、聴診をしたのに対して、人体に害のない行為の故をもって、罰金の求刑に無罪を宣している。それだからといって療術者に完全な科学的診断の権利がないことは無論であるが、医師がその診断権を絶対権として主張することも社会の常識からいっても認められない。もしこのような絶対権を認めるなら国民はかえって危険に面する。

　婦人科の患者が腰が立たないとか、歩行が困難であるとか訴えると、本人がよくその症状を知らないのを奇貨として、子宮後屈と称して手術したり、子宮内に瘤があるといって手術を強いたり、内膜炎に内膜爪爬を絶対的に必要なようにいったり、妊婦に対して妊娠初期に、胎児が死んでいるといって人工流産を行なって、流産手術料や入院料を取ったり、お産の時も人工によらなくてもよい場合に機械を使って特別の料金を取ったり、胃腸病に過ぎないものを盲腸炎だといって開腹したり、鼻茸を蓄膿だといって手術したり、患者の判断を許さない注射料や手術料を取ったり、高価なブドウ糖を大して必要もないのに注射したりすることも皆無とはいえない。

　既に治療費のある処、而して所得欲のある処、医師も人間であるから、よほど赤誠至純、人間の魂が金より尊いことを判然と知っている人でない限りは、いろいろ無意識の間違いをやることはありうる。

　しかし医学そのものは、医師の人格に関係なく、厳たる科学であるから、医師に欠陥があるからといって、療術者がよいとは決して言えない。むしろ療術者の方に悪質な行為は一層多い。患者は医者に失望して、療術者について一層ひどい失望に陥る。経済的にも医者で使い果たした金を、さらに血の出る思いで工面して、売薬や療術にさらに浪費する。もはや絶望だ。

292　日本医界の現状と国民医術の必要

この絶望の人々の弱点につけこんで最もひどい悪質の害毒を流すものが、宗教的治療である。既に中世紀時代には、西洋でも、キリスト教がこのような意味に悪用され、コレラやペストの患者を、どんどん教会につれこんで、懺悔を強いて、放置し、ますますその害毒を流した。現代においては、懺悔の代わりに、徹底的の安心を暗示的に与えて、巧みに絶望の患者をその迷信中に引き込むのである。そして次から次に何か買わせるか、会費をとるとか、寄付をさせて、自らを太らせていくのである。最近ではさすがに、医薬は別に差し支えない、ただ信念を得ればよいようにいうが、その実知らず知らず迷信的感情をあおって、科学的な方法から、次第に観念的、唯心的偏向のうちに引きずり込んでいく。彼らの説く言葉は極めて、甘ったるく、どんな治療にもよいところがあり、医療にもよい処があり、どんな宗教にもよいところがあるが、ただその真髄を得なければいけないという風に、ちょうど娼婦がどの客にもよいようにいいながら、主観的、唯心的迷信の内に人を誘っていく。そして病者には極力治ったような暗示を与えていく。汚いもの、苦しいものにはすべて目をつぶって、ひたすら美しく見ていくように言葉と文句を吐く。

　これは医者が、何でも病名を与え、薬を与え、むしろ患者に恐怖の感を無意識に与えていって、患者をひきつけたのと正反対のやり方であり、ともに誤りである。われらが言は乱暴なようであるが、いわゆる「粗厲猛起<ruby>そ<rt></rt></ruby>れいもうきなれば奮末廣賁<ruby>ふんまっこうふん<rt></rt></ruby>の音作って民剛毅なり」とあるように、世を挙げて虚弱、病弱となり、しかも、医療受くる能わず、療術売薬信じるに足らず、宗教治療、迷信的治療また害ありとすれば、一応その非をことごとく挙げて、もって包囲的に総攻撃をなし、その後に正しい道を示すほかはないのである。簡明にしるせ

日本医界の現状と国民医術の必要　293

ば下記のようである。

1. 『医師は科学的診断と科学的処置に終始一貫すべきで、商売としての医術はどうしても成立しないことを知れ』

2. 『療術者は医師でないことを反省し、国民各自が自ら自癒能力を振起するように極力指導をし、できるだけ多くの人に、自ら癒す力を振るい起こさせなければならない。故に療術者の資格は医学の知識はそうなくてもよいが、自らが心身とも完全な健康体でなくてはならない』

3. 『宗教家が治病のことを説くのが、絶対に悪いというのではないが、その宗教家自身に正しい鍛錬的な行持がなければだめだ』

鍛錬なんかとおよそ縁の遠いように思われる真宗でも、親鸞は破衣破笠で行脚し、また還相回向の立場から、国家的自覚を確立し、宗教家としての行持を示した。宗教的株式会社を作ったり、脱税したり、まじないのような治療をしたり、書店経営や本部の建立などに憂身をやつしはしなかった。また巧みな説教をして放送宣伝至らざるなく、しかも自分の行はその言と正反対のようなことはしなかった。言行不一致の時は真剣に懺悔した。自己の欠点も疾病も一概によしと観じ、肉体を無視し、一人で自分は神だ仏だと思うというようなことを本気で言っているなら、妄想患者だし、わざと言っているなら詐欺師である。どちらにしても、このようなものによって多数の国民がだまされているとは何事だ。彼らは攻撃されると、巧みに芸術的な表現に隠れてしまう。寸にして断つにしても尺にして断つも、巧みに逃げ回るわけであるが、これらは、大本教や人の道のように弾圧をこうむらない代わりに、必ず自滅の道をたどる。

われわれは、ただ国民体力の低下に及ぼす悪影響を憂えていうのみである。

294　日本医界の現状と国民医術の必要

4. 患者の最大弱点

　国民は疾病にならなくても、迷っているのであるから、疾病になっていろいろ迷うのは無理もないと思うが、実に遺憾なのは、疾病を癒す力が自分にあること、その自癒力を促進するものは自分自身のほかにはないという事実を一寸も知らないことである。しかも疾病は心の善悪、観念のいかんには関係なく全く一つの自然現象であることを知らないのである。

　疾病を罪に対する罰と考えるような幼稚な考え方はもちろん、疾病はないと考えたり、観念してなくなるというような考え方ほどばかげた虚偽はない。

　疾病は、むしろ善人に多い。肥田先生の言われるように、病弱な人に、人殺しや強盗は比較的少ない。頑健で乱暴な奴に、悪人が比較的多いくらいである。

　いくら人に親切にしても、鍛錬しなければ、壮健にならないし、いくら頑健でも、至誠至純の魂がなければ、獣と同じだ。

　疾病や肉体は現実にある。それはあるような過程を経て現われた自然現象だ。それを心で無視したって始まらない。

　疾病の存在、原因、経過を素直に認め、その原因を去り、食養、静養、そして熱や出血がないものは、適度の治療刺激を与えればよいのである。

　適当な治療刺激を与えるものは、家族がよい。故に、日常、少なくとも家族の一人が正しく身体を鍛え、その正中心を掴んでおいて、非常の時には、自ら看護婦兼医師になるのが一番よい。医学の知識がなくとも、正中心の鍛錬があれば、正しい医学の方法と合致した診断と看護と治療が、だれにでもできるのである。

日本医界の現状と国民医術の必要　295

正中心の鍛錬のしかたは「国民体育」に示した。正しい看護のし
かたは「肥田式天真法」に示した。治療刺激を要する者には心療を
すればよい。

　およそ、疾病は次のように分類される。１.先天的疾患、２.素質
的疾患、３.損傷疾患、４.伝染的疾患、５.急性疾患、６.慢性疾
患、７.観念的疾患、８.老年衰弱。

　このうち、１、２、３、４には医師の処置を要するものがあるが、
５は安静、６は治療刺激、食養、７は安静と鍛錬、８は安静、食養
を主とすべきものである。このようにして、医師には診断を頼み、
療術は家庭で行ない、信仰は正中心において、自ら掴むということ
にすれば、医療の不備も療術の弊害も、宗教的迷信も、これを侵す
間隙がないのである。

　諸君。世界戦争は今や進行中である。わが国は世界の正中心とし
て、世界の惨禍を救う任務を天から課せられているのである。その
国民が、病弱であってどうするか。その国民が、医療設備の不完全
や、医療の足らない点に負けてはならない。療術にいたずらに頼っ
てはならない。迷信に陥ってはならない。汝自らを知れ。特に一家
の長たる方々にのぞむ。君らは食を一々食堂に行って済ませないな
ら、家族の慢性病くらいは自ら指揮して癒さねばならない。また、
病人でなく、また自ら頑健を誇っている人も、必ず、毎日国民体育
を行なって正中心を掴め。

5. 国民医術天真法との関係

　心療は国民医術として難治の慢性病を徹底的に、家庭で、一人で、あるいは家族によって、無薬無費用で癒し、人的民力の向上に資する目的をもつのであるが、瀕死の重患を、起死回生させるものが、国民医術天真法である。

　瀕死の重患者には、もはや心療の強刺激は与えられないから、心療のみならず、一切の刺激を止めよ。真の絶対安静と完全正食によってのみ治るのである。

　肥田氏は40年の実験と研究を完成してこのことを多数の患者について実証された。その成果は本書の姉編として国民医術天真法にすべて公開された。

　さらに国民医術の一正法として食養法は、二木謙三氏の長い体験による方法がある。本書はこれら国民医術として現下の国情において、国民のすべてが、自ら行なうべき医術のうち、難治の慢性病と単純な急性病を癒す最もよい方法としての刺激療法を示したものである。諸君は少なくとも10回以上本書を通読して、その真意をつかんで、直ちに実行に移り、既に病が癒えたならば、こぞって「国民体育」の実践にうつることを希望する。

　これを要するに、一切の慢性疾患は下の式のようにして治る。

　（正安静＋正食養＋正刺激＝治癒）

「平田式心療術」終

【編者略歴】

久米　建寿（くめ　たけひさ）

　昭和11年1月31日、神戸市兵庫区東出町出身、岡山県美作に疎開、学童期を過ごし、戦後、大阪へ。大阪府立・清水谷高校を経て関西大学文学部新聞学科卒（卒論は「マスコミと社会風刺」）。少青年期より虚弱克服のため岡田式静坐法、肥田式（旧・川合式）強健術、西式健康法（西医学）、食養法等、種々心身の健康法を試み研鑽。この間、故平田内蔵吉氏の遺した数々の著作に触れ、人生上、多大の示唆と影響を受ける。大浦孝秋氏に師事してその主宰する人間医学社に入社。「月刊・人間医学」誌編集を担当。傍ら明治鍼灸柔整専門学校（現・明治東洋医学院専門学校）を卒業、鍼灸師免許取得。

　松下電工株式会社に入社、「ナショナル健康タイムス」「月刊健康」等を編集。一時、鍼灸院開業を経て、昭和49年より母校、明治東洋医学院専門学校に奉職。「生理学」「医学史」等で教鞭を執るとともに「月刊・東洋医学」を編集、併せて月間時評（コラム）ならびに「名歌人生訓」等を執筆、現在に至る。（現・編集部長）

　この間、歴史、神道、国学、仏教、文学、超心理、易（運命学）等に関心を深めるとともに音楽(とくに歌唱、ミュージカル)、映画、観劇、短歌、旅行等を趣味とする。

＜現住所＞兵庫県宝塚市中筋山手1‐6‐10

著書『東洋医学の革命児』（たにぐち書店刊）

平田式心療法（新装版）

1996年8月8日　第1刷発行
2017年1月31日　新装版第1刷発行

　著　者　　平田内蔵吉
　編　者　　久米建寿
　発行者　　谷口直良
　発行所　　㈱たにぐち書店
　　　　　　〒171 東京都豊島区池袋2−69−10
　　　　　　　TEL.03-3980-5536　FAX.03-3590-3630

落丁・乱丁本はお取替えいたします。